# A Gravidade da Pandemia no Brasil

Da gripezinha à "gripe-zona"

**A Gravidade da Pandemia no Brasil – Da gripezinha à "gripe-zona"**

**Produção editorial, projeto gráfico, diagramação e capa:** MKX EDITORIAL

© 2024 Editora dos Editores
Todos os direitos reservados. Nenhuma parte deste livro poderá ser reproduzida, sejam quais forem os meios empregados, sem a permissão, por escrito, das editoras.
Aos infratores aplicam-se as sanções previstas nos artigos 102, 104, 106 e 107 da Lei no 9.610, de 19 de fevereiro de 998.

**Editora dos Editores**
São Paulo: Rua Marquês de Itu, 408 - sala 104
Centro.
(11) 2538-3117
Rio de Janeiro: Rua Visconde de Pirajá, 547 - sala 1121
Ipanema.
www.editoradoseditores.com.br

Impresso no Brasil
Printed in Brazil
1ª impressão – 2024

Este livro foi criteriosamente selecionado e aprovado por um Editor científico da área em que se inclui. A Editora dos Editores assume o compromisso de delegar a decisão da publicação de seus livros a professores e formadores de opinião com notório saber em suas respectivas áreas de atuação profissional e acadêmica, sem a interferência de seus controladores e gestores, cujo objetivo é lhe entregar o melhor conteúdo para sua formação e atualização profissional.
Desejamos-lhe uma boa leitura!

Dados Internacionais de Catalogação na Publicação (CIP)
(Câmara Brasileira do Livro, SP, Brasil)

Luiz, Ronir Raggio
  A gravidade da pandemia no Brasil : da gripezinha à "gripe-zona" / Ronir Raggio Luiz, Jessica Pronestino de Lima Moreira, Ligia Bahia. -- 1. ed. -- São Paulo : Editora dos Editores, 2024.

  Bibliografia
  ISBN 978-65-6103-007-6

1. Biossegurança 2. COVID-19 (Doença) - Aspectos sociais 3. COVID-19 - Pandemia 4. Saúde pública I. Lima, Jessica Pronestino Moreira de. II. Bahia, Ligia. III. Título.

24-197443      CDD-614.44

Índices para catálogo sistemático:
1. COVID-19 : Pandemia : Controle e prevenção : Saúde pública    614.44
Aline Graziele Benitez - Bibliotecária - CRB-1/3129

Ronir Raggio Luiz
Jessica Pronestino de Lima Moreira
Ligia Bahia

# A Gravidade da Pandemia no Brasil

## Da gripezinha à "gripe-zona"

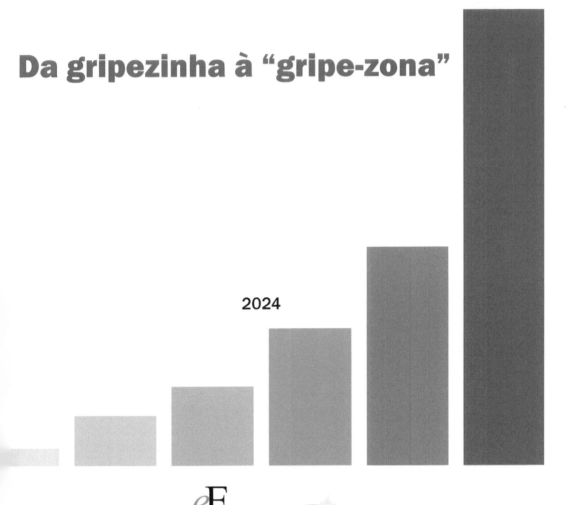

2024

# Os Autores

## Ronir Raggio Luiz

Professor Titular de Bioestatística do Instituto de Estudos em Saúde Coletiva da Universidade Federal do Rio de Janeiro (IESC/UFRJ). Graduado em Estatística pela Universidade do Estado do Rio de Janeiro (UERJ). Mestre em Estatística pela UFRJ e Doutor pelo Instituto Alberto Luiz Coimbra de Pós-Graduação e Pesquisa de Engenharia – Engenharia Biomédica da UFRJ (COPPE-Biomédica/UFRJ).

## Jessica Pronestino de Lima Moreira

Professora Adjunta de Bioestatística da Faculdade de Farmácia da Universidade Federal Fluminense (UFF). Graduada em Estatística pela Universidade do Estado do Rio de Janeiro (UERJ). Mestra em Saúde Coletiva pelo Instituto de Estudos em Saúde Coletiva da Universidade Federal do Rio de Janeiro (IESC/UFRJ) e Doutora pelo Instituto Alberto Luiz Coimbra de Pós-Graduação e Pesquisa de Engenharia – Engenharia Biomédica da UFRJ (COPPE-Biomédica/UFRJ).

## Ligia Bahia

Professora Associada de Saúde Coletiva do Instituto de Estudos em Saúde Coletiva da Universidade Federal do Rio de Janeiro (IESC/UFRJ). Graduada em Medicina pela UFRJ e Mestra e Doutora em Saúde Pública pela Fundação Oswaldo Cruz (FIOCRUZ).

# Prefácio

A pandemia de Covid-19 é um dos eventos mais impactantes na história recente da Saúde Pública. Seus efeitos diretos de curto, médio e longo prazos sobre aqueles que desenvolveram a doença são dramáticos, justificando a denominação de "evento incapacitante em massa". Já os efeitos indiretos altamente disruptivos sobre a saúde das populações são mais difíceis de mensurar, porque mediados pelo impacto negativo da pandemia na oferta de programas preventivos, como vacinação e rastreamento de câncer, e no cuidado contínuo de condições crônicas.

No Brasil, os efeitos da pandemia foram tão graves que levaram à redução da expectativa de vida da população. Mas, para além destes efeitos já experimentados até o momento, o que podemos esperar do futuro? Qual será o impacto da Covid-19 persistente ou crônica na mortalidade e na qualidade de vida do que escaparam da morte na fase aguda? Como cuidaremos dos milhares de "órfãos da Covid-19" para que possam exercer plenamente suas potencialidades na vida? Quantos conhecidos, amigos e parentes terão suas vidas abreviadas ou deterioradas em sua qualidade em decorrência do inadequado cuidado de suas condições de saúde em função da pandemia? São perguntas ainda sem resposta, mas que desvelam uma agenda colossal de pesquisas para os diferentes campos do conhecimento.

O texto aqui apresentado não olha para este futuro incerto, mas se propõe a registrar este tempo passado, envenenado, apocalíptico, sorrateiro e bestial. Um evento que não é só "viral", como salientado em um seminário do Instituto de Estudos Avançados da Universidade de São Paulo, porque qualquer pandemia é também um fenômeno com dimensões históricas, sociais, ecológicas e psicológicas. A pandemia de Covid-19 no Brasil tem muitas peculiaridades que tornam escritos deste tipo necessários e valiosos.

A pandemia de Covid-19 encontra a população brasileira em uma situação de extrema vulnerabilidade social, econômica e programática. O desmonte das políticas sociais, o crônico subfinanciamento do Sistema Único de Saúde (SUS) e a gestão catastrófica da pandemia promoveram uma "tempestade perfeita". Neste contexto, a tão falada e igualmente pouco fundamentada visão de um vírus democrático não se sustentou, e a pandemia revelou e aprofundou as já enormes desigualdades sociais brasileiras, levando a sobrecarga de mortalidade e adoecimento de um enorme contingente de pessoas vulnerabilizadas. Esse quadro dramático expressa de forma exemplar a ideia de sindemia, na qual a pandemia interage com diferentes fontes de vulnerabilizações, sejam elas sanitárias, sociais e/ou ambientais, potencializando os efeitos deletérios de todos os fatores sobre a saúde da população.

Falar um pouco desta obra seria o objetivo deste texto, mas como fazê-lo sem falar do autor e das autoras? Amigos e colegas de anos de luta na Universidade Federal do Rio de Janeiro por ensino e pesquisa de qualidade na área de Saúde Coletiva, que sejam também críticos e engajados. Um trio se complementa em suas habilidades e conhecimentos para oferecer aos leitores e às leitoras um trabalho de fôlego e denso que faz uso dos registros dos casos e óbitos por Síndrome Respiratória Aguda Grave (SRAG) do Sistema de Informação da Vigilância Epidemiológica da Gripe (SIVEP-Gripe) para abordar o risco de adoecer e morrer por Covid-19 no Brasil de 2020. O uso de dados secundários em estudos na área de Saúde Coletiva é, ao mesmo tempo, comum e subutilizado. Essa aparente contradição é para reforçar a ideia de que o uso ampliado e acrítico deste tipo de dado acrescenta pouco ao conhecimento e à prática. Isso não quer dizer que seja um problema de uso ou não de métodos analíticos avançados para a abordagem destes dados, mas da necessidade de abordar estes dados mediante o uso de um olhar informado, reflexivo e bem fundamentado teórica e metodologicamente para produzir informações relevantes.

O livro em tela nos oferece exatamente um exemplo de como dados secundários, reconhecidamente limitados em sua qualidade e completude, podem ser efetivamente úteis não somente para um diagnóstico ampliado de um problema de saúde e para o aprimoramento das políticas de saúde e dos sistemas de informações em saúde, mas também para trazer à tona aspectos teóricos e metodológicos importantes para aqueles que desejam se envolver em análises similares, seja para este ou outro agravo por meio de diferentes sistemas de informação.

Um aspecto interessante que não deve deixar de ser deixado em segundo plano, é a proposição muito bem fundamentada para a agregação das unidades de análise. Pode-se concordar ou não, pode-se até avaliar que tal proposta seja pouco adequada para uso em outras situações, mas é exemplar toda a argumentação apresentada, permitindo a quem lê não só compreender a justificativa e o procedimento utilizado, mas também reconhecer as limitações e dificuldades interpretativas derivadas do processo utilizado.

Esse cuidado de fornecer detalhes sobre as opções metodológicas empregadas se percebe ao longo de todo o texto, incluindo a decisão, bem justificada, mas talvez polêmica, de não apresentar taxas ajustadas por idade. Decisões sobre a definição de "caso" são também bem elaboradas e fundamentadas, mas salientam as incertezas e problemas no uso destes dados e a necessidade de investimentos para a melhoria dos dados em saúde. Critérios diagnósticos que não conseguem equilibrar sensibilidade e especificidade aceitáveis podem ter impacto pouco previsível nos resultados, principalmente se variam pelas unidades de análise, o que não é incomum. Uma interpretação a ser validada em novos estudos é equacionar sub-registro de óbitos a partir das informações sobre SRAG não identificado, afinal, outras fontes de sub-registro podem ser tão ou mais importante em contextos específicos das diferentes unidades de análise. Para aqueles que poderão se inspirar neste trabalho, vale cogitar a realização de análises de sensibilidade para que se possa ter mais evidências de que os resultados disponibilizados são robustos.

Além de todas as qualidades já mencionadas deste trabalho, a principal talvez seja o registro de percepções que não estão devidamente analisadas e documentadas na literatura. Neste sentido, este livro tem, além de uma importância técnico-científica, uma relevância política que reforça os elementos para a responsabilização legal daqueles indignos das funções que ocuparam e que ousaram dispor da vida dos velhos, dos pobres, dos negros, dos índios e, enfim, do povo brasileiro, para atender a seus interesses pessoais, sejam financeiros, políticos ou ideológicos. Não há como se acomodar, é preciso se indignar, para que tragédias como essa nunca mais se repitam.

*Guilherme Loureiro Werneck*
*Professor de Epidemiologia*
*IESC/UFRJ e IMS/UERJ*

# Sumário

**1** Introdução ......................................................................................... 1

**2** As cidades brasileiras e seus habitantes: perfis e possibilidades de agregações para análises e sínteses .......................................... 7

    **2.1** O papel da idade neste cenário ............................................. 15

**3** A base de dados de notificações da Síndrome Respiratória Aguda Grave (SRAG) ............................................................................ 21

**4** Caracterizando os casos graves de Covid-19 no Brasil em 2020 ........... 29

    **4.1** As internações pela Covid-19 nas cidades brasileiras ............ 40

    **4.2** A mortalidade na pandemia .................................................. 59

    **4.3** A letalidade dos casos graves de Covid-19 .......................... 87

**5** Conclusão e considerações finais ............................................... 105

    Bibliografia ............................................................................... 111

    Posfácio .................................................................................... 115

    Índice Remissivo ....................................................................... 127

# Introdução

Agosto de 2021, às vésperas de 600.000 almas já naquele momento esquecidas, o Brasil ainda se mostrava incapaz de reconhecer a gravidade da pandemia pela Covid-19 (infecção humana causada pelo novo Coronavírus) que assolava o mundo desde o primeiro caso registrado na China, em 1 dezembro de 2019. Por aqui, a trágica onda – melhor, tsunami – que nos inundava de sofrimentos com mortes e internações hospitalares intermináveis, além de diárias e impiedosas estatísticas, nunca fora uma gripezinha[1]. Do primeiro caso notificado, em fevereiro de 2020, a lamentáveis e emblemáticas marcas, foram necessários poucos meses: 50.000 óbitos em junho de 2020, 100.000 em agosto e, em 31 de dezembro de 2020, como divulgado à época, amargávamos 194.949 óbitos oficialmente reconhecidos, quase todos sequer devidamente velados por seus familiares. O gráfico a seguir, extraído diretamente da página https://covid.saude.gov.br/, em 11 de agosto de 2021, cuja fonte são as Secretarias Estaduais de Saúde, ilustra a evolução dos óbitos acumulados de agosto de 2020 a agosto de 2021. Esteticamente, uma imagem que choca: uma montanha de mortos já escalados.

---

1   "Gripezinha" foi como o Presidente da República de então, Jair Bolsonaro, se referiu à pandemia em duas de suas lives, nos dias 20 e 24 de março de 2020, embora ele negue veementemente tal referência. Os vídeos estão disponíveis em https://www.youtube.com/watch?v=rcxB7DsEAFQ.

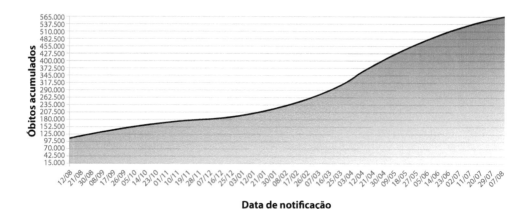

**Figura 1.1:** Óbitos acumulados de Covid-19 por data de notificação

E essas são apenas as estatísticas oficiais. Dado o nosso conhecido contexto, não é difícil imaginar, ou supor, que a gravidade da pandemia no Brasil, já soberbamente demonstrada por esses registros, inclusive com suas consequências sociais, estivesse subestimada. E, provavelmente, bem subestimada. Não era crível e nem estratégico, portanto, mesmo sob uma suposta boa intenção em não se criar um clima de desespero e desesperança, ou usar argumentos de natureza econômica, negar ou ignorar tão dramática situação sanitária e social. O "espetáculo" bufão representado pelas autoridades (in)competentes no combate à pandemia, patético e seletivamente "contagioso", transformou o que já seria um enorme drama em terror. E a "gripe-zona" foi se espraiando rápida e impunimente, desapossando-nos vidas, recursos e paz; em cada cidade brasileira, na vizinhança, na família, no nosso lar... A ausência de tratamentos realmente eficazes, mas alardeados pelas mesmas autoridades como salvadores, além de sabotagens às estratégias preventivas mundialmente preconizadas, torturava e desesperançava a todos, enquanto enganavam-se os já enganados. Sim, havia a esperança de uma vacina, mas, infelizmente, nunca para aqueles tidos como bárbaros.

Diante desta macabra realidade, detalhar a gravidade da pandemia em 2020, estudando a distribuição dos casos internados e dos óbitos pelas cidades brasileiras, buscando ainda caracterizá-los segundo algumas condições de saúde, assistenciais e demográficas, nos parece de extrema relevância científica e social. E, tal proposição, pode ser útil não só sob uma perspectiva sintética histórica para análises futuras, mas, também, e principalmente, sob uma perspectiva analítica contemporânea, provendo-nos, pretensamente, de informações auxiliadores de ações e políticas de enfrentamento para essa e outras situações de saúde igualmente calamitosas. Mapear e caracterizar epidemiológica e espacialmente qualquer doença, daquela mais simples a uma gravíssima, como esta pandemia, são condições básicas para subsidiar ações ou estratégias para seu combate. Nesse contexto, a construção de indicadores de internação e mortalidade pela Covid-19 em 2020 por unidades geográficas de interesse, bem como suas análises por meio de estudos ecológicos, configura-se, a nosso juízo, proposta científica necessária e alvissareira, ainda que modesta.

Para tamanho desafio fazem-se necessárias, naturalmente, algumas condições *sine quibus non*. Primeiro, é fundamental a disponibilidade de registros dos casos notificados de Covid-19 com alguma confiabilidade e detalhamento. Para nossa satisfação, o Ministério da Saúde criou e tem mantido atualizado o Sistema de Informação de Vigilância Epidemiológica da Gripe (SIVEP-Gripe), que consolida com certo grau de qualidade – apesar de muitas fragilidades também –, os casos internados e os óbitos por Síndrome Respiratória Aguda (SRAG), incluindo a Covid-19. Muitos dados cruciais e tantos outros pormenores dos pacientes estão prontamente disponíveis nesta base. Município de residência do caso, data da notificação, unidade de saúde notificadora e de atendimento, idade, sexo, uso de UTI, óbito, obesidade e diabetes, entre tantas outras, são informações disponíveis caso a caso e muito valiosas para a proposta de se conhecer a gravidade da pandemia no Brasil. Auspicioso identificar vários estudos que já têm se servido desta base de dados com contribuições e reflexões importantes ou procurando responder questões mais específicas (CAVALCANTE *et al*, 2020; BASTOS *et al*, 2020; DUARTE *et al*, 2020; NIQUINI *et al*, 2020; HILLESHEIM *et al*, 2020; PARAVIDINO *et al*, 2021; SILVA *et al* 2021; CASTRO *et al*, 2021).

Vale dizer que a nossa opção pela base do SIVEP-Gripe, alternativamente às outras duas bases potenciais para se estudar a gravidade da pandemia no Brasil – o Registro Civil (https://transparencia.registrocivil.org.br) e o Sistema de Informação sobre Mortalidade (SIM: https://opendatasus.saude.gov.br/dataset/sim-2020-2021) – deveu-se, basicamente, a um detalhamento muito maior das informações disponíveis, quando comparamos principalmente ao Registro Civil, e à rapidez nas atualizações dos dados; neste caso, quando comparados ao SIM. Ainda com relação à confiabilidade dos registros de mortalidade pela Covid-19, vale dizer, também, que já há trabalhos estudando e comparando estas 3 bases, sinalizando suas qualidades e deficiências (GUEDES *et al*, 2023).

De qualquer forma, para qualquer base, o simples registro dos dados por razões administrativas ou contábeis não confere de pronto a necessária credibilidade para análises mais robustas. Pelo contrário, fazem-se necessárias avaliações cuidadosas, eventuais correções ou adaptações, novas definições e até redefinições – sempre de forma metodologicamente transparente –, para que qualquer resultado derivado das análises desses dados possa ser checado e criticado por outrem, particularmente avaliadores isentos e externos, como bem preconizado pela ciência. O Capítulo 3, intitulado "A base de dados de notificações da Síndrome Respiratória Aguda Grave (SRAG)" detalha todas as opções metodológicas usadas na exploração desta base de dados.

Além de uma base de dados rica e minimamente preparada, todo processo analítico demanda definições metodológicas mais específicas e um arcabouço teórico subjacente compatível com os objetivos e as hipóteses do estudo – limitados, entretanto, frequentemente, aos dados disponíveis. No caso presente, de um estudo ecológico, onde se propõe o cálculo de taxas de internação e mortalidade pela Covid-19, além da letalidade dos casos graves, as definições das unidades geográficas e das populações de interesse são ainda mais merecedoras de atenção e rigor. Considerando que a assistência à saúde deve acontecer basicamente de forma descentralizada – embora hierarquizada e integrada às esferas estaduais e federal –, nada inicialmente mais esclarecedor para mapear efetivamente a gravidade da pandemia no Brasil do que calcular as referidas taxas para todos os municípios brasileiros.

Por outro lado, é bem conhecida a grande heterogeneidade das nossas cidades, não só sob seus aspectos demográficos e econômicos, mas, principalmente, e de forma derivada, em termos assistenciais. Assim, dada a complexidade intrínseca deste setor, a oferta de serviços de saúde necessários para se atender satisfatoriamente às necessidades e demanda é desafiante e objeto permanente de interesse de gestores e estudiosos. Acrescentando a integração político-social que existe naturalmente entre cidades vizinhas e "temperando" este caldo com as diversificadas e complicadas, porém imbricadas, redes de serviços de saúde pública e privada, com acessos e eficiências supostamente bem diferentes, as informações geradas isoladamente para cada município podem ser insuficientes para um desenho mais nítido da pandemia. Nesse contexto, algum padrão de agregação de municípios pode ser mais útil e revelador da sua real gravidade. Ou, mais modestamente, suscitar outras perguntas e/ou estimular ainda mais o necessário debate sobre a nossa saúde nas cidades ou até a saúde de nossas cidades, particularmente no contexto de uma pandemia.

Obviamente, no Brasil, uma agregação natural de municípios é dada para cada Unidade da Federação (UF), até porque toda uma estrutura político-administrativa-legal também se dá na esfera estadual, de modo que estatísticas e análise produzidas neste nível devem estar presentes e são fundamentais para subsidiar políticas públicas, especialmente aquelas de saúde. Entretanto, a heterogeneidade entre cidades que existe dentro de cada estado pode "esconder" a essência de um problema ou mitigar sua gravidade. Ou seja, o resultado obtido para o estado será apenas uma "média", e, como se sabe, qualquer média costuma ser pouco informativa – ou útil, em termos analíticos – na presença de muita variabilidade. Dentro de cada estado brasileiro temos a sua capital, uma cidade grande – eventualmente até uma megacidade, como São Paulo e Rio de Janeiro – com sua dinâmica própria e bem diferente das outras cidades menores, estando pouco, ou muito, integradas entre si. Em outras palavras, uma estatística estadual não deve representar adequadamente nem a sua capital e, muito menos, as cidades pequenas ou agregações delas. E, por isso, nem o próprio estado.

Além disso, as regiões metropolitanas brasileiras constituídas oficialmente também configuram uma agregação que pode ser entendida como "natural" ou, pelo menos, socioeconomicamente mais justificável. Afinal, nada mais típico e finalístico do processo de urbanização acelerado que vimos experimentando nas últimas décadas, no mundo, do que o fenômeno da conurbação, com todos os seus potenciais efeitos positivos ou negativos. Assim, as características e as condições de uma região metropolitana deveriam ser igualmente consideradas em termos de informações para subsidiar políticas. Por exemplo, o compartilhamento de redes assistenciais, equipamentos sociais e de transportes comuns deve fazer toda a diferença no perfil de saúde e nas condições de vida dos moradores dos municípios integrantes de uma Região Metropolitana, quer sejam eles grandes, médios ou pequenos. Novamente, para o bem ou para o mal... Reconhecer este padrão de agregação populacional nos parece fundamental e mais informativo para melhor caracterizar qualquer fenômeno ou condição social, incluídos aí os problemas de saúde e, particularmente, uma pandemia de natureza respiratória, como a Covid-19.

Analogamente, mas de forma não tão óbvia à primeira vista, agregar os municípios menores de uma mesma UF que não pertençam a Regiões Metropolitanas seja, talvez, também uma ideia a ser testada. Afinal, eles compartilham muitas características típicas deste perfil de cidade e são, potencialmente, mais sujeitos e dependentes às leis regulatórias e às políticas estaduais e federal que às suas próprias. Mesmo que eventualmente distantes geograficamente, não formando agregados populacionais mais densos, essas características comuns – como menor desenvolvimento e poder econômicos, maior carência de recursos humanos especializados, menos acesso à assistência à saúde, principalmente em rede terciária, etc. – poderiam caracterizá-los como um grupo de municípios (e, consequentemente, populacional) razoavelmente homogêneo. Essa suposição é tão mais plausível quanto menor for o estado.

É nesse ambiente que este trabalho se coloca, ou seja, produzindo e ofertando estatísticas e análises ecológicas exploratórias relacionadas à gravidade da pandemia, a partir da base do SIVEP-Gripe no Brasil em 2020, sob uma inovadora e simples ótica de urbanicidade e de integração das cidades brasileiras. Espera-se que, apesar da frieza e da mordacidade das estatísticas e das análises geradas, além de uma mera documentação deste morticínio, elas contribuam para aumentar o nosso conhecimento de como o sistema de saúde brasileiro poderia – pode, ainda, ou poderá – enfrentar situação de saúde tão grave quanto a pandemia pela Covid-19 (se sob os auspícios de autoridades verdadeiramente competentes). E sigamos buscando contribuir humildemente com o conhecimento mesmo que por meio de estatísticas, mas sempre críticos a elas – esses números "humanos", pois produzidos por nós, que tanto nos encantam, hipnotizam, ajudam ou enganam...

# As cidades brasileiras e seus habitantes: perfis e possibilidades de agregações para análises e sínteses

Um bom primeiro passo para a construção de indicadores ecológicos é conhecer o perfil populacional atualizado de uma determinada área em termos de suas magnitude e distribuição. Atendendo a dispositivos legais, o IBGE produziu estimativas de população para todos os municípios brasileiros, tendo como data de referência 1º de julho de 2020 (https://www.ibge.gov.br/estatisticas/sociais/populacao/). Assim, em 2020, a população brasileira estava estimada em 211.755.692 habitantes, distribuída de maneira extremamente heterogênea entre os seus atuais 5.570 municípios, considerando Brasília e Fernando de Noronha, sendo este um distrito estadual de Pernambuco. Para a cidade mais populosa, São Paulo, estimava-se 12.325.232 indivíduos, enquanto que para Serra da Saudade, a cidade menos populosa, no interior do estado de Minas Gerais, a população fora estimada em apenas 781 habitantes. Algumas outras estatísticas resumem bem esta distribuição: a média de habitantes por município era de 38.017 e a mediana, 11.665 habitantes, refletindo e ratificando de pronto a assimetria nos tamanhos populacionais segundo os municípios. O terceiro e o primeiro quartis eram, respectivamente, 25.671 e 5.441 habitantes, significando, portanto, que 75% dos municípios brasileiros tinham até 25.671 habitantes e 25%, até 5.441. Ou seja, um país de cidades pequenas, apesar de suas muitas metrópoles.

Só com estes dados, percebe-se, além da forte heterogeneidade da distribuição populacional no Brasil, a existência de critérios provavelmente pouco rigorosos, de um ponto de vista teórico, para a criação de municípios no Brasil, dificultando potencialmente o próprio entendimento dos conceitos de "cidade" e "urbano" e estudos neste campo. Aparentemente, critérios políticos-administrativos são mais determinantes, até porque, segundo o IBGE, o município é uma unidade político-administrativa, cuja sede é chamada de cidade. Complicando ainda mais, a atual configuração dos municípios brasileiros é razoavelmente recente. O número de municípios mais que dobrou desde a década de 1960. Segundo os censos brasileiros, em 1960 havia 2.766 municípios; em 1970, 3.952; em 1980, 3.991; em 1991, 4.491; em 2000, 5.507; e, em 2010, 5.565 municípios. Portanto, um importante problema acadêmico e também político é que este perfil pode comprometer análises das relações entre cidades – por meio de seus conceitos correlatos como urbanicidade e urbanização – com questões de saúde da população. Por exemplo, essas variações temporais no número de municípios podem inviabilizar análises que envolvam evoluções de indicadores de saúde, sociais ou econômicos dos municípios, já que os novos municípios são sempre criados a partir de desmembramentos ou partes de outros.

Adicionalmente, como problema de particular interesse aqui, definir uma área urbana a partir das sedes municipais (cidades) ou distritais (vilas) cujos perímetros são estabelecidos por lei municipal – ou ainda por áreas urbanas isoladas, igualmente estabelecidas por lei municipal, porém separadas das cidades ou das vilas por área rural ou outro limite legal –, é mais um enorme complicador em termos científicos (e políticos). Em outras palavras, delimitar o perímetro urbano por leis municipais e, consequentemente, o próprio conceito de "urbano", como acontece no Brasil, ao invés de usar critérios como tamanho populacional, densidade demográfica ou a ocupação econômica da população (IBGE, 2017), como fazem os principais países do mundo, deve dificultar, também, estudos na área da saúde onde se quer avaliar o potencial impacto do ambiente urbano.

Nesse contexto, portanto, dada a heterogeneidade dos portes populacionais dos municípios brasileiros, uma primeira opção metodológica recomendável seria estratificá-los de alguma maneira que pudéssemos ter mais homogeneidade dentro de cada estrato e, com isso, permitir um melhor entendimento dos indicadores de saúde de interesse para caracterizar a pandemia. Como já adiantado, uma maneira mais apropriada para classificar os municípios de modo a se ter mais proximidade ao conceito de urbano é considerar também a densidade demográfica do município, além de seu tamanho populacional. Uma classificação que apreciamos sugere que um município pode ser considerado "**pequeno**" quando sua população for inferior a 50.000 pessoas e sua densidade demográfica for inferior a 80 habitantes/km²; "**médio**", quando a população tiver entre 50.000 e 100.000 habitantes ou a densidade for superior a 80 habitantes/km²; e "**grande**" quando o tamanho populacional for superior a 100.000 pessoas, independente da densidade demográfica (VEIGA, 2003; pág. 34). Apesar da relativa arbitrariedade presente no estabelecimento dos pontos de corte usados para esta classificação, a ideia nos parece pertinente e necessária. Afinal, agrupar os "semelhantes" separando-os dos "diferentes" é sempre uma boa estratégia para se reduzir variabilidade e, assim, caracterizar melhor certo fenômeno ou condição ganhando eficiência estatística (ver **Box 2.1**).

Além disso, como já observado, a proximidade de cidades vizinhas em conjunto com o processo irreversível de urbanização e o compartilhamento de bens, serviços e transportes, bem como um desenvolvimento econômico integrado entre elas, nos sugere fortemente que usar as agregações municipais formalmente assim definidas – ou seja, as Regiões Metropolitanas (RM), as Regiões de Desenvolvimento Integrado (RIDE) ou os Aglomerados Urbanos brasileiros –, acrescentaria ainda mais informação relevante à proposta de se estratificar mais eficientemente as cidades brasileiras. Porém, um problema concreto para efetivação desta ideia é que as configurações desses agregados municipais são definidas também por leis específicas e de acordo com os interesses político-estratégicos municipais, estaduais ou federal de certo momento, de modo que pode haver alguma "instabilidade" na condição de um município compor ou não um agregado. Esta questão de como medir e delimitar diferentes arranjos populacionais é um desafio conceitual e prático tão importante no Brasil que tem sido objeto de estudos específicos e preocupação dos pesquisadores do IBGE há anos (IBGE, 2016).

---

### BOX 2.1

Cabe aqui uma pequena digressão mais técnica. A frequente necessidade que temos de "classificar" unidades de análise a partir de uma variável numérica sempre impõe alguma arbitrariedade. Mas, antes de mais nada, o importante é que o critério adotado esteja explicitado. Se já há pontos de cortes consolidados na literatura (ou apenas um ponto, no caso de uma dicotomização), a melhor ideia é usá-los, já que eles provavelmente seriam mais facilmente interpretáveis. Caso não haja, a estatística pode ser solicitada para fazer classificações. Uma estratégia muito usada é criar grupos de tamanhos iguais. Assim, a mediana, os tercis, os quartis ou os quintis são calculados e estabelecidos como pontos de corte. Embora esta abordagem "resolva" o problema, ela não é ótima no sentido de não maximizar a homogeneidade dentro de cada grupo e a heterogeneidade entre os grupos, além de gerar pontos de corte provavelmente não interpretáveis. Técnicas estatísticas de agrupamento mais sofisticadas, como a Análise de Cluster, nos parecem mais interessantes e serão usadas mais adiante para classificar os municípios brasileiros em termos de taxas de internação e mortalidade.

---

O IBGE atualiza e divulga semestralmente o cadastro dos municípios brasileiros localizados em RM's, RIDEs e Aglomerações Urbanas. Para o segundo semestre de 2020[1], o cadastro identificava 1.434 municípios sob agregações legalmente definidas, distribuídos em 74 RM's (abrangendo 1.304 municípios componentes), 3 RIDE's (com 56 municípios integrados) e 5 Aglomerados Urbanos (com 74 municípios no total). Essas 82 agregações municipais poderiam ser bem aproveitadas para representar agregados populacionais, porém, examinando mais detalhadamente quais são esses agregados e como foram definidos, não nos parece que seja o caso. Por exemplo, todos os 295 municípios do estado de Santa Catarina estão integrados às 11 RM's nesse estado. Paraíba é outro estado onde se identificam muitas RM's. Em outras palavras, mesmo que cada estado, ou mesmo a

---

[1] Cadastros disponíveis em www.ibge.gov.br/geociencias/organizacao-do-territorio/estrutura-territorial/

esfera federal, defina legitimamente a composição de um agregado municipal – de acordo com seus interesses políticos de integração regional e desenvolvimento econômico –, esse não necessariamente se caracteriza como um agregado populacional de fato, com características mais típicas de um ambiente urbano, como uma alta densidade demográfica, por exemplo.

Por outro lado, na medida em que estes 82 agregados municipais foram criados supostamente em uma perspectiva prévia de desenvolvimento e integração, vale dizer que o uso deles como unidades ecológicas também poderia ser bastante interessante para estudos no campo da saúde, buscando avaliar como políticas planejadas de integração de municípios podem impactar indicadores no futuro. Entretanto, por se tratarem mais provavelmente de agregados populacionais que poderíamos dizer "artificiais" – em uma ótica de urbanicidade –, julgamos mais apropriado aos interesses deste trabalho usar as regiões metropolitanas mais tradicionais, aquelas que poderíamos pretensamente dizer "naturais". Embora também tenham sido definidas por leis específicas, esses agregados municipais são agregados populacionais de fato, pois foram formados a partir das principais capitais brasileiras e seus municípios-satélites. À exceção de Porto Velho, Rio Branco, Boa Vista, Palmas e Campo Grande, todas as outras 22 capitais brasileiras (considerando também Brasília) nucleiam regiões metropolitanas formais. Duas delas são Regiões Integradas de Desenvolvimento, ou seja, incluem municípios de dois estados: a RIDE da Grande Teresina e a RIDE do Distrito Federal e Entorno.

Adicionalmente, usar estes 22 agregados municipais como unidades estatísticas para análises ecológicas tem a vantagem de expandir o espectro de pesquisas no campo da saúde ao permitir a integração de variáveis de outras importantes bases de dados brasileiras, inclusive algumas de natureza amostral. Assim, por exemplo, além de todas as bases de dados disponíveis no DATASUS (www2.datasus.gov.br) – onde haja informações em nível municipal –, a Pesquisa Nacional de Saúde (PNS)[2] pode, e deve, dentro desta estrutura, contribuir bastante incorporando outras informações, já que permite a estimação de indicadores de saúde com representatividade para todas as UF's, capitais, restante de cada uma destas 22 regiões metropolitanas e restante de cada UF (www.pns.icict.fiocruz.br/delineamento-da-pns).

A integração de bases de dados diferentes considerando os municípios (ou agregados deles) como unidades unificadoras nos parece uma estratégia tão

---

[2]  A PNS é um inquérito de base domiciliar do Ministério da Saúde em parceria com IBGE de extrema importância para o conhecimento do perfil e das condições e necessidades em saúde dos brasileiros. Derivada do suplemento-saúde da PNAD, já foi aplicada em 2013 e em 2019. Como seus microdados (https://www.ibge.gov.br/estatisticas/sociais/saude/29540-2013-pesquisa-nacional--de-saude.html?edicao=9177&t=microdados) estão prontamente disponíveis, aproveitamos a edição de 2019 neste trabalho como referência, apurando algumas estatísticas de interesse e sempre usando as ponderações apropriadas.

rica quanto necessária para se melhor conhecer a realidade sanitária brasileira em termos epidemiológicos ou assistenciais por meio de estudos ecológicos. Considerando esta composição de regiões metropolitanas e a classificação dos municípios como pequenos, médios ou grandes, como definidos anteriormente, a **Tabela 2.1** apresenta as frequências desses agrupamentos municipais e os tamanhos populacionais para 2020. Segundo estes estratos, temos um panorama mais simples e ao mesmo tempo mais informativo, visualizando a situação anterior caracterizada pela forte heterogeneidade entre os municípios: apesar de 78,1% dos municípios serem considerados pequenos, neles habitam 25,1% da população brasileira; já os 326 municípios grandes concentram 57,6% da população. E se olharmos sob a ótica de agregação dos municípios, quase 84 milhões de brasileiros, 39,6%, vivem em regiões metropolitanas, sendo a imensa maioria em cidades grandes. Um contingente populacional particularmente interessante de ser estudado em termos de assistência à saúde são os 8,6 milhões de brasileiros que apesar de viverem em cidades pequenas ou médias beneficiam-se – ou não – de um suposto maior acesso a serviços típicos dos grandes centros urbanos.

**Tabela 2.1:** Quantitativos de municípios e população, segundo o tamanho do município e agregação à Região Metropolita (RM) ou Região Integrada de Desenvolvimento (RIDE). Brasil, 2020.

| Tamanho do município* | Agregação | Municípios | | População | |
|---|---|---|---|---|---|
| | | N | % | N | % |
| GRANDE | RM (ou RIDE)** | 127 | 2,3 | 75.194.068 | 35,5 |
| | Não agregado*** | 199 | 3,6 | 46.785.207 | 22,1 |
| | TOTAL | 326 | 5,9 | 121.979.275 | 57,6 |
| MÉDIO | RM (ou RIDE) | 139 | 2,5 | 6.256.056 | 3,0 |
| | Não agregado | 756 | 13,6 | 30.378.982 | 14,3 |
| | TOTAL | 895 | 16,1 | 36.635.038 | 17,3 |
| PEQUENO | RM (ou RIDE) | 143 | 2,6 | 2.363.849 | 1,1 |
| | Não agregado | 4.206 | 75,5 | 50.777.530 | 24,0 |
| | TOTAL | 4349 | 78,1 | 53.141.379 | 25,1 |
| | BRASIL | 5.570 | 100,0 | 211.755.692 | 100,0 |

*Pequeno = população < 50.000 e densidade < 80 hab/km²; Médio = população entre 50.000 e 100.000 ou densidade > 80 hab/km2; Grande = população > 100.000 habitantes.

**Incluídas 21 capitais com uma população total de 44.894.594 (21,2% do total).

***Incluídas as demais 6 capitais com uma população total de 5.639.961 (2,7% do total).

Estratificar o Brasil por estes 6 grupos nos parece muito mais atraente e potencialmente esclarecedor de qualquer questão epidemiológica ou relacionada à assistência à saúde do que, por exemplo, as 5 grandes regiões brasileiras. Entretanto, não obstante a riqueza de possibilidades analíticas e descritivas desse tipo de segmentação populacional, há ainda muitas heterogeneidades internas que precisariam ser mais exploradas. As capitais estaduais, por exemplo, todas grandes – a menor, Palmas, tem 306 mil habitantes – representam um perfil citadino e demográfico que não deve ser desconsiderado. E considerar também o perfil de cada estado brasileiro parece pertinente. Essa reflexão nos leva a outra possibilidade de tipologia para classificar os municípios e viabilizar estudos ecológicos construindo indicadores de saúde, demográficos ou econômicos a partir de unidades geográficas potencialmente mais representativas. Assim, a construção de 3 grupos de municípios, identificando cada um deles como capital, integrante de uma região metropolitana ou um município isolado dentro de cada estado, nos parece uma segmentação bastante informativa e, talvez, ainda mais reveladora, especialmente se estudarmos como determinado indicador varia de um estado para outro. Esta é a nossa proposição.

Como uma primeira caracterização mais global, a **Tabela 2.2** apresenta os quantitativos dessa tipologia para o Brasil. Reconhecer que em apenas 27 cidades, mesmo sendo as nossas capitais, vivem mais de 50 milhões de brasileiros (quase 24% da população) já é informativo. Mas saber que 92,5% dos nossos municípios (onde vivem quase 58% dos brasileiros), por estarem mais "isolados", não devem ter muitas facilidades para interagirem e compartilharem bens e serviços é mais revelador de nosso perfil e nos desafia a estudar o seu potencial impacto em termos de saúde. Por outro lado, não é menos instigante também investigar os quase 39 milhões de brasileiros que vivem em 388 cidades integrantes de agregados populacionais, mas não sendo capitais.

**Tabela 2.2:** Quantitativos de municípios e população, segundo a tipologia de agregação do município. Brasil, 2020.

| Tipo do município | Municípios | | População | |
|---|---|---|---|---|
| | N | % | N | % |
| Capital | 27 | 0,5 | 50.534.555 | 23,9 |
| Integrante de RM (ou RIDE) | 388 | 7,0 | 38.919.379 | 18,4 |
| Município não agregado em RM | 5.155 | 92,5 | 122.301.758 | 57,8 |
| BRASIL | 5.570 | 100,0 | 211.755.692 | 100,0 |

Dentro desta lógica, a **Tabela 2.3** apresenta todos os quantitativos populacionais e de municípios para as 75 unidades de análises ecológicas que estamos propondo. Em outras palavras, estratificar o Brasil em 75 "partes" populacionais de acordo com o município de residência, respeitando a sua UF, se é capital ou não e se ele integra ou não uma região metropolitana, nos parece uma estratégia poderosa para viabilizar análises e sínteses sobre questões epidemiológicas e assistenciais à saúde ou sociodemográficas. Apresenta-se, portanto, mais uma opção metodológica para se estudar as complexas questões de saúde que nos afetam, "mapeando" espaço-socialmente o Brasil por meio de indicadores de interesse. Tal estratégia nos parece ainda mais emergente no contexto da atual pandemia, onde sua magnitude, suas características e seu espraiamento demandam novas percepções. Os números da **Tabela 2.3** são prontamente interpretáveis e servirão de base para a relativização das taxas de internação e mortalidade. Atentar apenas para a leitura de dois estados – Piauí e Goiás – que concentram as duas RIDE's.

**Tabela 2.3:** Quantitativos de municípios e população, segundo a tipologia de agregação do município para cada Unidade da Federação, caracterizando 75 agregados populacionais. Brasil, 2020 (N=211.755.692).

| Unidade da Federação | Tipologia de agregação do município | | | | | | | |
|---|---|---|---|---|---|---|---|---|
| | Capital | | Integrante de RM ou RIDE | | | Município não agregado em RM | | |
| | População | % | Municípios | População | % | Municípios | População | % |
| Rondônia | 539.354 | 0,3 | | | | 51 | 1.257.106 | 0,6 |
| Acre | 413.418 | 0,2 | | | | 21 | 481.052 | 0,2 |
| Amazonas | 2.219.580 | 1,0 | 12 | 502.434 | 0,2 | 49 | 1.485.700 | 0,7 |
| Roraima | 419.652 | 0,2 | | | | 14 | 211.529 | 0,1 |
| Pará | 1.499.641 | 0,7 | 6 | 1.029.537 | 0,5 | 137 | 6.161.567 | 2,9 |
| Amapá | 512.902 | 0,2 | 2 | 145.149 | 0,1 | 13 | 203.722 | 0,1 |
| Tocantins | 306.296 | 0,1 | | | | 138 | 1.283.952 | 0,6 |
| Maranhão | 1.108.975 | 0,5 | 12 | 535.948 | 0,3 | 203 | 5.299.453 | 2,5 |
| Piauí* | 868.075 | 0,4 | 13 | 360.596 | 0,2 | 211 | 2.223.031 | 1,0 |
| Ceará | 2.686.612 | 1,3 | 18 | 1.450.949 | 0,7 | 165 | 5.049.542 | 2,4 |
| Rio Grande do Norte | 890.480 | 0,4 | 14 | 740.536 | 0,3 | 152 | 1.903.149 | 0,9 |

*Continua*

*Continuação*

| Unidade da Federação | Tipologia de agregação do município | | | | | | | |
|---|---|---|---|---|---|---|---|---|
| | Capital | | Integrante de RM ou RIDE | | | Município não agregado em RM | | |
| | População | % | Municípios | População | % | Municípios | População | % |
| Paraíba | 817.511 | 0,4 | 11 | 472.712 | 0,2 | 211 | 2.749.054 | 1,3 |
| Pernambuco | 1.653.461 | 0,8 | 14 | 2.450.319 | 1,2 | 170 | 5.512.841 | 2,6 |
| Alagoas | 1.025.360 | 0,5 | 10 | 245.915 | 0,1 | 91 | 2.080.268 | 1,0 |
| Sergipe | 664.908 | 0,3 | 3 | 307.729 | 0,1 | 71 | 1.346.185 | 0,6 |
| Bahia | 2.886.698 | 1,4 | 12 | 1.070.868 | 0,5 | 404 | 10.973.068 | 5,2 |
| Minas Gerais | 2.521.564 | 1,2 | 49 | 3.484.527 | 1,6 | 799 | 15.151.782 | 7,2 |
| Espírito Santo | 365.855 | 0,2 | 6 | 1.640.631 | 0,8 | 71 | 2.057.566 | 1,0 |
| Rio de Janeiro | 6.747.815 | 3,2 | 21 | 6.383.775 | 3,0 | 70 | 4.234.599 | 2,0 |
| São Paulo | 12.325.232 | 5,8 | 38 | 9.568.610 | 4,5 | 606 | 24.395.491 | 11,5 |
| Paraná | 1.948.626 | 0,9 | 28 | 1.745.265 | 0,8 | 370 | 7.822.949 | 3,7 |
| Santa Catarina | 508.826 | 0,2 | 21 | 720.509 | 0,3 | 273 | 6.023.167 | 2,8 |
| Rio Grande do Sul | 1.488.252 | 0,7 | 33 | 2.874.775 | 1,4 | 463 | 7.059.946 | 3,3 |
| Mato Grosso do Sul | 906.092 | 0,4 | | | | 78 | 1.903.302 | 0,9 |
| Mato Grosso | 618.124 | 0,3 | 12 | 431.188 | 0,2 | 128 | 2.476.908 | 1,2 |
| Goiás** | 1.536.097 | 0,7 | 20 | 1.118.763 | 0,5 | 196 | 2.954.829 | 1,4 |
| | | | 33 | 1.638.644 | 0,8 | | | |
| Distrito Federal | 3.055.149 | 1,4 | | | | | | |
| BRASIL | 50.534.555 | 23,9 | 388 | 38.919.379 | 18,4 | 5.155 | 122.301.758 | 57,8 |

\* Piauí concentra a RIDE da Grande Teresina com 12 municípios (excluída Teresina) e mais 1 município do MA.

\** Além da RM de Goiânia, Goiás concentra a RIDE do Distrito Federal e Entorno com 29 municípios (excluída Brasília) e mais 4 municípios de MG.

## 2.1. O papel da idade neste cenário

De forma geral, frequências relativas de certo indicador são bem mais interessantes e interpretáveis, mas, eventualmente, as frequências absolutas podem ser até mais úteis, se, por exemplo, o interesse está em propor algum programa de prevenção, de controle ou de monitoramento mais específico. Ou se o foco está mesmo na mera contabilidade de certo evento fundamental, como o óbito, particularmente aquele que seria evitável, ainda mais no contexto de uma pandemia. Dito isso, na medida em que indicadores de saúde são potencialmente sensíveis a algumas características sociodemográficas – como a idade ou a cor/etnia, por exemplo –, um primeiro resultado útil desta abordagem, para já servir também como exemplo, seria mapear os idosos no Brasil. Porém, considerando que os idosos parecem ser aqueles mais gravemente atingidos, mais até do que um mero exemplo, caracterizá-los quanto à sua distribuição no Brasil nos parece fundamental para melhor entender a própria pandemia. Assim, dadas as suas necessidades especiais, especialmente no contexto da pandemia, além das frequências relativas, as frequências absolutas de idosos, bem como sua distribuição em unidades ecológicas convenientes são indicadores de interesse.

Considerando idosos aqueles com 70 anos ou mais, a Tabela 2.4 detalha estes quantitativos para as 75 unidades ecológicas definidas. São mais de 13 milhões de idosos no Brasil. Pode ser observado que a proporção de idosos está globalmente em torno de 6,5%, mas com uma considerável variabilidade. Vale destacar que as menores proporções de idosos estão tipicamente nas unidades de análise da região Norte e as maiores nas unidades das regiões Sul e Sudeste. É em Porto Alegre que identificamos a maior proporção de idosos, 9,7%, mais do que o triplo dos valores encontrados no Amapá ou em Roraima, por exemplo.

**Tabela 2.4:** Quantitativos de idosos (70 anos ou mais) por tipologia de agregação dos municípios, segundo as Unidades da Federação. Brasil, 2020 (N=13.464.087).

| Unidade da Federação | Idosos (70 anos ou mais) pelo tipo do município | | | | | | Total da Unidade da Federação | |
|---|---|---|---|---|---|---|---|---|
| | Capital | | Integrante de RM ou RIDE | | Município não agregado em RM | | | |
| | N | % | N | % | N | % | N | % |
| Rondônia | 14.473 | 2,7 | | | 52.241 | 4,2 | 66.714 | 3,7 |
| Acre | 14.131 | 3,4 | | | 15.989 | 3,3 | 30.120 | 3,4 |
| Amazonas | 69.983 | 3,2 | 16.809 | 3,3 | 42.838 | 2,9 | 129.630 | 3,1 |
| Roraima | 10.386 | 2,5 | | | 5.502 | 2,6 | 15.888 | 2,5 |
| Pará | 84.559 | 5,6 | 37.182 | 3,6 | 206.514 | 3,4 | 328.255 | 3,8 |

*Continua*

*Continuação*

| Unidade da Federação | Idosos (70 anos ou mais) pelo tipo do município | | | | | | Total da Unidade da Federação | |
|---|---|---|---|---|---|---|---|---|
| | Capital | | Integrante de RM ou RIDE | | Município não agregado em RM | | | |
| | N | % | N | % | N | % | N | % |
| Amapá | 14.104 | 2,7 | 4.443 | 3,1 | 4.689 | 2,3 | 23.236 | 2,7 |
| Tocantins | 8.358 | 2,7 | | | 66.964 | 5,2 | 75.322 | 4,7 |
| Maranhão | 51.583 | 4,7 | 20.461 | 3,8 | 258.134 | 4,9 | 338.426 | 4,8 |
| Piauí* | 41.567 | 4,8 | 20.041 | 5,6 | 136.790 | 6,2 | 190.150 | 5,8 |
| Ceará | 150.886 | 5,6 | 68.934 | 4,8 | 342.876 | 6,8 | 562.696 | 6,1 |
| Rio Grande do Norte | 57.010 | 6,4 | 35.329 | 4,8 | 129.286 | 6,8 | 221.625 | 6,3 |
| Paraíba | 48.054 | 5,9 | 23.128 | 4,9 | 201.588 | 7,3 | 272.770 | 6,8 |
| Pernambuco | 116.469 | 7,0 | 134.175 | 5,5 | 324.159 | 5,9 | 574.803 | 6,0 |
| Alagoas | 50.981 | 5,0 | 10.100 | 4,1 | 107.539 | 5,2 | 168.620 | 5,0 |
| Sergipe | 34.287 | 5,2 | 9.958 | 3,2 | 69.861 | 5,2 | 114.106 | 4,9 |
| Bahia | 163.736 | 5,7 | 41.085 | 3,8 | 707.961 | 6,5 | 912.782 | 6,1 |
| Minas Gerais | 211.551 | 8,4 | 192.313 | 5,5 | 1.141.938 | 7,5 | 1.553.697 | 7,3 |
| Espírito Santo | 28.498 | 7,8 | 89.646 | 5,5 | 137.357 | 6,7 | 255.501 | 6,3 |
| Rio de Janeiro | 603.244 | 8,9 | 436.657 | 6,8 | 307.758 | 7,3 | 1.347.659 | 7,8 |
| São Paulo | 900.020 | 7,3 | 516.030 | 5,4 | 1.809.530 | 7,4 | 3.225.580 | 7,0 |
| Paraná | 140.332 | 7,2 | 77.828 | 4,5 | 569.745 | 7,3 | 787.905 | 6,8 |
| Santa Catarina | 38.774 | 7,6 | 42.125 | 5,8 | 385.240 | 6,4 | 466.139 | 6,4 |
| Rio Grande do Sul | 144.989 | 9,7 | 187.936 | 6,5 | 644.031 | 9,1 | 976.956 | 8,6 |
| Mato Grosso do Sul | 55.714 | 6,1 | | | 103.138 | 5,4 | 158.852 | 5,7 |
| Mato Grosso | 29.456 | 4,8 | 22.148 | 5,1 | 105.244 | 4,2 | 156.848 | 4,4 |
| Goiás** | 87.127 | 5,7 | 44.419 60.186 | 4,0 3,7 | 183.717 | 6,2 | 367.554 | 5,2 |
| Distrito Federal | 142.253 | 4,7 | | | | | 142.253 | 4,7 |
| BRASIL | 3.312.525 | 6,6 | 2.090.933 | 5,4 | 8.060.629 | 6,6 | 13.464.087 | 6,4 |

* Piauí concentra a RIDE da Grande Teresina com 12 municípios (excluída Teresina) e mais 1 município do MA.

** Além da RM de Goiânia, Goiás concentra a RIDE do Distrito Federal e Entorno com 29 municípios (excluída Brasília) e mais 4 municípios de MG.

Pela própria definição das unidades ecológicas utilizadas, especialmente as capitais, os números da **Tabela 2.4** já são, por si sós, interessantes e interpretáveis, mas eles podem também ser descritos estatisticamente e sintetizados como na **Tabela 2.5** e no gráfico (*box-plot*) da **Figura 2.1**. As distribuições da proporção de idosos nas capitais e nos municípios não agregados parecem bem semelhantes, ambas com uma dispersão não ignorável. Já os municípios integrantes de RM's ou RIDE's apresentam proporções de idosos tipicamente um pouco menores, além de menor variabilidade também. Estes dados sugerem que a estrutura etária da população brasileira parece depender significativamente do perfil da cidade onde se vive. Mais uma heterogeneidade importante que não deve ser ignorada.

Havendo interesse em se fazer comparações válidas, claro, medidas ajustadas devem ser usadas. Esta observação é muito importante para que evitemos, por exemplo, qualquer comparação apressada ou feita por incautos entre taxas de mortalidade de localidades com estruturas etárias diferentes. Usando a base de dados do SIVEP-Gripe, essa questão é enfatizada por Silva *et al* (2021) ao comparar as taxas de mortalidade brutas e ajustadas das capitais brasileiras e bem aplicada em Paradivino *et al* (2021), onde foram comparadas as mortalidades pela Covid-19 entre Rio de Janeiro e São Paulo em 2020. Outro bom exemplo da necessidade de uma padronização por idade pode ser encontrado em Green *et al* (2020), que comparou a mortalidade pela Covid-19 em 7 países (China, Itália, Coreia do Sul, Espanha, Israel, Suécia e Canadá), onde as distribuições etárias dos casos eram bastantes diferentes.

**Tabela 2.5:** Estatísticas descritivas do percentual de idosos (70 anos ou mais) por tipologia de agregação dos municípios. Brasil, 2020.

| Estatísticas do percentual de idosos | BRASIL | Tipologia de agregação do município | | |
|---|---|---|---|---|
| | | Capital | Integrante de RM ou RIDE | Município não agregado em RM |
| N | 75 | 27 | 22 | 26 |
| Média | 5,3 | 5,6 | 4,7 | 5,6 |
| Desvio-padrão | 1,7 | 2,0 | 1,1 | 1,8 |
| Mínimo | 2,3 | 2,5 | 3,1 | 2,3 |
| 1º quartil | 4,0 | 4,7 | 3,8 | 4,2 |
| Mediana | 5,4 | 5,6 | 4,8 | 6,0 |
| 3º quartil | 6,5 | 7,2 | 5,5 | 6,8 |
| Máximo | 9,7 | 9,7 | 6,8 | 9,1 |

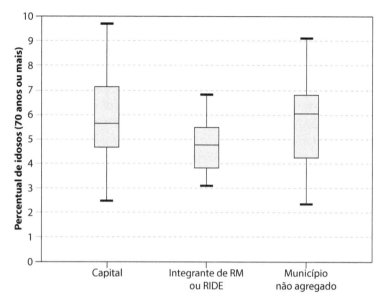

**Figura 2.1:** Percentual de idosos (70 anos ou mais) por tipologia de agregação dos municípios. Brasil, 2020.

O cálculo de taxas de mortalidade padronizadas por idade é um procedimento clássico e simples para se controlar por este confundidor, que é o mais óbvio e comumente a maior preocupação em estudos comparativos de mortalidade. Entretanto, a idade não é o único potencial confundidor e, eventualmente, dependendo de se o interesse está nos óbitos por certa causa específica, talvez nem o mais importante. No caso de mortes evitáveis, por exemplo, o acesso à assistência talvez seja a variável mais determinante, de modo que comparar localidades com diferenças significativas na oferta e na qualidade dos serviços de saúde, mesmo que possuam estruturas etárias semelhantes, geraria também interpretações enganadores para os afoitos ou desavisados. Além disso, o valor de uma determinada taxa de mortalidade padronizada por idade é um valor "artificial", com a finalidade precípua de comparação, não tendo, portanto, nenhuma interpretação absoluta imediata. Já a taxa de mortalidade geral de determinada localidade, mesmo que eventualmente não comparável à outra por algum confundidor, representa o valor real que caracteriza bem, e relativamente, a mortandade daquele lugar.

Nesse sentido, este trabalho se propõe a calcular as taxas de mortalidade para a Covid-19 não ajustadas por idade, bem como sua letalidade, para todas as 75 unidades ecológicas definidas anteriormente e também para as cidades brasileira, de modo a se mapear a "real"[3] magnitude da pandemia no Brasil em 2020.

---

[3] As aspas aqui são para acentuar que uma das intenções das análises deste trabalho é estudar o quão "real" devem ser as estimativas oficiais de mortalidade, devido aos fortes indícios de que deve estar havendo um importante sub-registro dos óbitos pela Covid-19 no Brasil.

Entretanto, entendendo também o papel fundamental da idade na mortalidade – particularmente na Covid-19, atingindo mais duramente os idosos e bem menos as crianças e os adolescentes, como as evidências e alguns estudos têm sugerido (Hong *et al*, 2020) –, assim como tentando explorar quão evitáveis seriam muitos óbitos, iremos calcular também, para as mesmas unidades ecológicas, as taxas de mortalidade prematura pela Covid-19, ou seja, aquela mortalidade restrita a população na faixa etária de 30 a 69 anos.

Sintetizando esta caracterização citadina-populacional, o Brasil é formado majoritariamente por municípios pequenos, embora a maior parte da população esteja concentrada nas cidades grandes, principalmente as capitais, além de quantitativos importantes de cidades e pessoas vivendo em regiões metropolitanas. Registra-se, também, uma considerável heterogeneidade na sua estrutura etária, com parcelas de idosos variando bem de um lugar para outro. Dado este perfil e devido ao entendimento de "urbano" utilizado no Brasil, não é difícil supor que a população urbana brasileira seja menor do que se calcula. Porém, mais importante do que reconhecer este viés, é reconhecer também as consequências para os estudos sobre os potenciais impactos das cidades – com seus aglomerados populacionais e supostas vantagens de recursos, serviços e bens –, sobre os indicadores de saúde, particularmente a mortalidade. No contexto da pandemia pela Covid-19, as unidades ecológicas e as análises que se propõem aqui tentam contribuir academicamente para esclarecer estas questões.

# A base de dados de notificações da Síndrome Respiratória Aguda Grave (SRAG)

Desde a pandemia de Influenza A (H1N1), em 2009, a Secretaria de Vigilância em Saúde (SVS) do Ministério da Saúde é responsável pela vigilância da Síndrome Respiratória Aguda Grave (SRAG) no Brasil, tendo implantado o SIVEP-Gripe (Sistema de Informação de Vigilância Epidemiológica da Gripe) para fins de controle e disponibilização de informações. Com o aparecimento da pandemia pela Covid-19, este sistema passou a desempenhar papel fundamental no seu monitoramento, fornecendo dados detalhados de todos os casos notificados de internação e óbito. Estes dados podem ser prontamente obtidos no site https://opendatasus.saude.gov.br/dataset/bd-srag-2021 e têm sido atualizados semanalmente.

Na base de dados datada de 19 de abril de 2021, o SIVEP-Gripe registrava 1.191.804 notificações de SRAG no Brasil, incluindo os 690.926 casos classificados oficialmente como Covid-19. Não obstante a riqueza e a oportunidade ímpar de se estudar a pandemia por estes dados, há que se reconhecer, de imediato, que estes não só não foram registrados por razões acadêmicas, como, também, dado o seu volume, heterogeneidade e complexidade, estão sujeitos a diversas fontes de problemas que podem comprometer sua qualidade e interpretações. Espera-se, por exemplo, uma quantidade talvez não desprezível de sub-registro dos casos que não demandaram assistência e até morreram. Por outro lado, aqueles casos que internaram ou redundaram em óbito devem estar – supostamente – mais bem representados e registrados nesta base dados. Outro problema potencialmente presente é o registro no banco de dados de casos que não são, de fato, SRAG. Adicionalmente, a falta de completude na base de dados, inclusive nos campos relativos a três variáveis-chaves – "hospitalização", "classificação final do caso" e "evolução" –, é considerável, além de diversos erros de registro ou digitação e inconsistências, demandando reflexões, correções e ações que qualifiquem os dados para fins de estudos científicos. Nesse contexto, antes mesmo de qualquer análise exploratória da base de dados, fazem-se necessárias definições criteriosas para as inclusões e as exclusões das notificações que servirão a algum propósito mais audacioso do que meras contabilizações de casos, de modo a minimizar potenciais vieses e permitir análises e sínteses mais robustas e confiáveis.

A distribuição das três variáveis-chaves citadas, tal como aparecem na base de dados original baixada do sistema naquela data, podem ser visualizadas no **Quadro 3.1** e permitem dimensionar o "tamanho" do problema e possíveis "soluções de limpeza" e organização. Aparentemente, "Classificação final" é a variável com a maior preocupação no preenchimento, já que não registra nenhum caso de informação "ignorada", embora 6,2% deles (N=73.596) estejam "em branco" no banco de dados. De imediato, reconhecer que há na base o registro de "ignorado" para os casos onde a informação não está disponível para certa variável, bem como casos "em branco" para a mesma condição, já chama a atenção, e a mera exclusão destes, a priori, não nos parece a melhor opção, embora tentadora. Mas, para efeitos práticos, "ignorado" e "em branco" devem significar a mesma coisa, ou seja, perda de dados (*missing data*) e poderiam, em algum momento, serem agregados.

**Quadro 3.1:** Frequências originais dos campos "hospitalização", "classificação final do caso" e "evolução" da base de dados do SIVEP-Gripe de 19/04/2021

| Hospitalização | | | Classificação final | | | Evolução | | |
|---|---|---|---|---|---|---|---|---|
| Sim | 1.116.601 | 93,6% | SRAG por influenza | 2.583 | 0,2% | Cura | 701.374 | 58,8% |
| Não | 39.952 | 3,4% | SRAG por outro vírus respiratório | 4.645 | 0,4% | Óbito | 301.804 | 25,3% |
| Ignorado | 4.697 | 0,4% | SRAG por outro agente etiológico | 3.183 | 0,3% | Óbito por outras causas | 14.096 | 1,2% |
| Em branco | 30.554 | 2,6% | SRAG não especificado | 416.871 | 35% | Ignorado | 30.566 | 2,6% |
| | | | SRAG por COVID-19 | 690.926 | 57,9% | Em branco | 143.964 | 12,1% |
| | | | Em branco | 73.596 | 6,2% | | | |

Como o interesse está nas hospitalizações ou nos óbitos pela Covid-19, a exclusão de qualquer registro que não atenda a estas condições seria desejável. Porém, a exclusão imediata desses *missing* (os ignorados ou em branco) na "hospitalização" ou na "evolução", por exemplo, poderia redundar na importante perda

A base de dados de notificações da Síndrome Respiratória Aguda Grave (SRAG)

de informação de óbitos pela Covid-19[1]. Por outro lado, a exclusão das classificações finais "SRAG por influenza" (N=2.583), "SRAG por outro vírus respiratório" (N=4.645) e "SRAG por outro agente etiológico" (N=3.183) parece indicada, dada a suposta boa qualidade no preenchimento deste campo.

Quanto à classificação "SRAG não especificado", a sua própria frequência de 416.871 casos, com 79.108 óbitos registrados entre eles, em meio à pandemia, já sugere fortemente que tais casos devam ser tratados analiticamente como casos de Covid-19, a menos que houvesse uma outra epidemia concorrente. Mesmo devido à novidade da Covid-19 e a ausência de conhecimentos robustos sobre ela, especialmente em 2020, a falta de confirmação laboratorial não nos deve levar a acreditar na existência de uma outra epidemia respiratória. E somente uma outra epidemia respiratória para justificar essa quantidade de casos e óbitos.

Adicionalmente, como mais uma fonte de comparação indireta corroborando esta argumentação, podemos olhar em mais detalhes a Influenza. Uma consulta ao Sistema de Informações de Mortalidade (SIM) do DATASUS para os óbitos por Influenza nos 10 anos anteriores a 2020 evidencia ainda mais claramente que entender todos os casos de SRAG não especificado como SRAG pela Covid-19 é o caminho mais indicado a seguir. A **Tabela 3.1** ilustra as frequências que podem ser prontamente apuradas no SIM. No ano de 2019, no Brasil inteiro, ocorreram apenas 541 óbitos com o CID J11 (Influenza devido a um vírus não especificado). Não é prova inconteste também, claro, mas não há, por outro lado, nenhum argumento contrário minimamente razoável. Negar esta evidência seria um desserviço ao conhecimento e até ao próprio enfrentamento da pandemia.

**Tabela 3.1:** Óbitos por Influenza no Brasil no período de 2010 a 2019 por ano e CID-10

| CID das causas de morte por Influenza | Ano do óbito | | | | | | | | | |
|---|---|---|---|---|---|---|---|---|---|---|
| | 2010 | 2011 | 2012 | 2013 | 2014 | 2015 | 2016 | 2017 | 2018 | 2019 |
| J09: Influenza A (H1N1) | 55 | 24 | 184 | 332 | 109 | 47 | 998 | 54 | 399 | 391 |
| J10: Influenza dev outro vírus influenza identificado | 50 | 25 | 110 | 181 | 65 | 58 | 299 | 184 | 300 | 193 |
| J11: Influenza dev vírus não identificado | 178 | 166 | 183 | 283 | 214 | 196 | 459 | 347 | 516 | 541 |

Fonte: MS/SVS/CGIAE - Sistema de Informações sobre Mortalidade - SIM

Em síntese, como ninguém, no mundo, levantou a hipótese de um outro vírus epidêmico de natureza respiratória e igualmente letal, entenderemos,

---

[1] Vale observar que o uso desta base de dados não resolve necessariamente a possível subnotificação nem mesmo das hospitalizações e, muito menos, dos óbitos pela Covid-19.

portanto, que as proporções de internações ou óbitos registrados como SRAG não especificada são boas estimativas do grau de sub-registro da Covid-19.

Voltando ao **Quadro 3.1**, quanto ao campo "Evolução", a enorme quantidade de casos sem informação (14,7%) deve ser examinada com cuidado, embora muitos deles possam se referir a registros que não sejam nem SRAG. Já a pronta exclusão dos "óbitos por outras causas" (N=14.096) parece razoável, de acordo com o interesse precípuo deste estudo, qual seja, a gravidade dos casos de Covid-19.

Para a necessária exclusão dos casos que provavelmente não sejam sequer SRAG, recomenda-se examinar alguns dos sinais ou sintomas definidores de SRAG que estão devidamente registrados na base, além da informação se houve internação ou óbito. Aqueles que não apresentavam tosse ou dor de garganta em conjunto com dispneia ou saturação de oxigênio menor que 95% ou dificuldade respiratória deveriam ser excluídos, pois, supostamente, não seriam casos de Covid-19. Uma limitação importante desta estratégia de limpeza é que há uma enorme quantidade de registros "em branco" e muitos também "ignorados" para os sintomas na base de dados. Se se combina esta limitação dos registros com a necessidade de envolver 5 campos (os 5 sintomas citados) e os conectivos "e" ou "ou" entre eles, faz-se necessário ainda mais cuidado, de modo que qualquer "filtro" precipitado poderia excluir quem não deveria e deixar de excluir quem deveria.

Dessa maneira, uma estratégia útil para se reconhecer as exclusões necessárias, bem como identificar possíveis inconsistências ou erros envolvidos com estas variáveis, seria observá-las conjuntamente, assumindo ainda o campo "Classificação final" como um bom parâmetro de referência. Após algumas agregações nesses campos para facilitar a síntese e já excluindo os óbitos por outras causas e as SRAG's especificadas, o **Quadro 3.2** apresenta a distribuição conjunta destes sintomas combinando com óbitos ou internações, onde a categoria "sem informação" agrega os "ignorados" e os "em branco" na base de dados.

No geral, os quantitativos apresentados no **Quadro 3.2** são bem informativos da boa qualidade[2] da base de dados. Dentro desse primeiro momento de se excluir apenas os casos que não sejam SRAG e sob a perspectiva de ser o menos excludente possível, o critério básico que parece mais adequado seria o caso estar registrado na base de dados como SRAG pela Covid-19 ou SRAG não especificada, desde que tenha sido um caso grave (hospitalizado ou ido a óbito). Ou seja, a não exclusão dos casos onde não se tem a informação se foi ou não hospitalizado ou óbito é mais aconselhável. Adicionalmente, os 37.768 registros que, mesmo que não tenham a classificação final do caso como SRAG, poderiam ser, pelo menos, assim classificados, pois além de terem sido hospitalizados ou morridos,

---

[2] Maciel *et al.* (2021) prestam um bom serviço ao fazerem uma primeira avaliação da qualidade dos dados do SIVEP-Gripe, embora só se concentrem na completude dos campos da ficha.

A base de dados de notificações da Síndrome Respiratória Aguda Grave (SRAG)

registravam sintomas definidores de SRAG. Dessa maneira, a reclassificação desses casos como SRAG não especificada parece apropriada aos propósitos deste trabalho. Com isso, a "limpeza" na base de dados potencialmente menos comprometedora aos objetivos seria a exclusão de todos os casos que aparecem em **azul** no quadro anterior, totalizando 54.006 registros, isto é, menos de 5% do total e sem maiores evidências de que seriam casos fundamentais a serem considerados.

**Quadro 3.2:** Frequências conjuntas de algumas combinações ou seleções dos campos "Classificação final", "Hospitalização", "Evolução" e de alguns sintomas da base de dados do SIVEP-Gripe de 19/04/2021

| Classificação final | Hospitalizado ou óbito? | Apresenta tosse ou dor de garganta | Apresenta dispneia, desconforto respiratório ou saturação menor que 95? | | |
|---|---|---|---|---|---|
| | | | Sim | Não | Sem informação |
| SRAG não especificado | Sim | Sim | 221.600 | 22.355 | 10.649 |
| | | Não | 69.632 | 19.950 | 456 |
| | | Sem informação | 29.507 | 187 | 16.495 |
| | Não | Sim | 3.176 | 1.235 | 597 |
| | | Não | 429 | 456 | 12 |
| | | Sem informação | 202 | 4 | 331 |
| | Sem informação | Sim | 3.329 | 869 | 640 |
| | | Não | 630 | 380 | 22 |
| | | Sem informação | 573 | 10 | 1.173 |
| SRAG por COVID-19 | Sim | Sim | 420.064 | 34.163 | 20.882 |
| | | Não | 91.615 | 20.305 | 507 |
| | | Sem informação | 50.282 | 180 | 25.666 |
| | Não | Sim | 3.658 | 3.922 | 1.411 |
| | | Não | 578 | 1.495 | 55 |
| | | Sem informação | 139 | 7 | 553 |
| | Sem informação | Sim | 5.027 | 1.420 | 2.287 |
| | | Não | 564 | 681 | 53 |
| | | Sem informação | 838 | 8 | 2.795 |
| Em branco no banco | Sim | Sim | 37.768 | 3.410 | 2.689 |
| | | Não | 8.035 | 2.384 | 102 |
| | | Sem informação | 5.887 | 28 | 3.127 |
| | Não | Sim | 26 | 10 | 2 |
| | | Não | 1 | 2 | 0 |
| | | Sem informação | 1 | 0 | 3 |
| | Sem informação | Sim | 4.425 | 947 | 1.112 |
| | | Não | 594 | 532 | 28 |
| | | Sem informação | 886 | 7 | 1.508 |

Após esta primeira fase de limpeza, restaram 1.113.562 (a soma das frequências em **vermelho** nas caselas hachuradas do **Quadro 3.2**) notificações na base de bases para ajustes mais finos ou específicos, buscando-se identificar os casos mais graves de Covid-19 registrados no SIVEP-Gripe eliminando, ainda, os registros mal preenchidos, potencialmente menos informativos. Assim, considerando que a população de estudo consiste nos pacientes com internação ou que morreram em 2020, o próximo filtro seria incluir apenas aqueles casos com data de internação ou óbito entre 01/01/2020 a 31/12/2020[3], de modo que eventuais correções e consistências nos campos "hospitalização", "evolução" e "data de internação" são necessárias. Além disso, os casos não hospitalizados ou sem esta informação, desde que não tenham ido a óbito, podem ser prontamente excluídos. Um pequeno problema é que o sistema registra bem a data de notificação do caso, e não a data de internação.

Há pouquíssimos erros de digitação nas datas, mas são quase 18.000 casos registrados com hospitalização, mas sem a data de internação. Há casos também de registros com data de internação, mas sem a informação se foi ou não hospitalizado. Assim, considerando que o registro de hospitalização seja o mais confiável, uma simples substituição dessas datas de internação ausentes (ou mal preenchidas) pelas datas de notificação parece uma solução satisfatória, já que o atraso de notificação, como se pode obter nos dados (não apresentados aqui), é, em média, um pouco maior que 3 dias e, além disso, em mais de 50% dos casos há coincidência nas datas de notificação e de internação (ou seja, a mediana do atraso é zero).

Dentre as outras variáveis de interesse na base de dados, houve, ainda, a necessidade de algumas consistências e correções nos campos "internação em UTI" e "uso de suporte ventilatório", de acordo com os campos "hospitalização" e "data de entrada na UTI". Os pouquíssimos casos onde havia registro de internação em UTI sem a devida data e sem registro de internação foram corrigidos para "Não UTI". Já os quase 65.000 casos internados onde havia informação de internação em UTI com a data registrada e que a informação de suporte ventilatório estava ausente ou registrada como "não", foram todos reclassificados para suporte ventilatório não invasivo. Outras prováveis inconsistências nestes campos foram mantidas ou ajustadas para informação "ignorada".

Em síntese, a partir destas exclusões e definições, a base de dados para as análises passa a registrar 1.056.221 casos de Covid-19 que podem ser considerados graves (internações ou óbitos), sendo 635.292 com classificação final para Covid-19, 385.272 classificados como SRAG não especificada e outros 35.657 sem classificação final, mas que entenderemos como SRAG não especificada. Dentro

---

[3] Como a base de dados se refere a data de 19 de abril de 2021, mais de três meses depois de 31 de dezembro de 2020, pode se considerar um tempo suficiente para que se tenha o desfecho bem preenchido.

A base de dados de notificações da Síndrome Respiratória Aguda Grave (SRAG)

deste universo, e de forma geral, os casos não informados (ignorados ou em branco no banco) de cada variável serão assim tratados ou, eventualmente, excluídos, de acordo com os interesses de uma análise mais específica. A exceção adotada foi para os campos "Hospitalização" e 'Evolução'. Os 9.526 óbitos registrados, mas sem informação sobre hospitalização foram considerados não hospitalizados, totalizando 21.219 pacientes não hospitalizados na base de dados. O interesse nesses casos é que todos foram a óbito, sendo 14.116 com confirmação para Covid-19, 7.002 por SRAG não especificada e 101 sem uma classificação final na base de dados, mas que serão considerados como SRAG não especificada. Estes 21.219 óbitos "diretos" (isto é, sem registro de internação) devem ser objeto de explorações adicionais em particular. Já para os 124.970 registros sem informação sobre a evolução do caso, adotou-se uma postura mais "conservadora" e foram considerados como cura, ou seja, não óbito. Se esta opção, eventualmente, enviesar a mortalidade, será, portanto, na geração de uma subestimativa da taxa de mortalidade. Em outras palavras, a taxa de mortalidade seria ainda maior do que aquela a ser aqui apresentada.

# 4

# Caracterizando os casos graves de Covid-19 no Brasil em 2020

Afora a avassaladora velocidade com que a Covid-19 se espalhou pelo mundo e as questões técnico-científicos para a sua contenção, entender o porquê ela nunca fora uma "gripezinha" tem se mostrado um desafio que ocupou e ainda deverá ocupar alguns bons anos de sérios estudos epidemiológicos, clínicos e laboratoriais. Por exemplo, como explicar tantos casos assintomáticos que concorreram com mortes aos milhões? Havia algum tipo de imunidade "cruzada", derivada de outra doença infecciosa? Qual o impacto a médio e longo prazos das variantes do coronavírus na disseminação e com potencial agravamento do quadro clínico? Por que determinadas subpopulações ou regiões foram afetadas de formas muito diferenciadas? Qual a importância das reinfecções? Aqueles que superaram um quadro grave da doença teriam algum tipo de sequela? Com diferentes vacinas e doses, o que acontecerá em termos de imunidade e por quanto tempo? E, do ponto de vista dos registros – o nosso interesse aqui –, o que explicaria a heterogeneidade e tamanha proporção de casos classificados como SRAG não especificada, bem como das taxas de mortalidade? Algumas dessas e muitas outras relacionadas já estão, claro, desde o início da pandemia, no horizonte da ciência (Schlemper Junior, 2022).

Em 2020, eram tantas e tão complexas as perguntas associadas à pandemia (algumas ainda são!) e que precisavam ser respondidas em velocidade maior que seu espraiamento – pois ela cursava cruel e sem freio, apesar do rápido avanço das vacinas –, que cada dia que passava, que cada morte, nos desafiava e nos obrigava a todos a estudar e agir com dedicação e competência redobradas. Mapear e caracterizar social e territorialmente os casos mais graves – aqueles que demandaram assistência hospitalar ou morreram – da pandemia no Brasil em 2020 usando os dados oficiais disponíveis pode ser uma contribuição importante, ainda que modesta e limitada.

Como já adiantado, dada a extrema importância de nos aproximarmos o máximo possível da real magnitude da pandemia, convém fortemente considerar as classificações de SRAG não identificada como casos de Covid-19. Entretanto, nos resultados aqui apresentados deixaremos esta distinção explícita nas tabelas, até para que possamos conhecer o grau de sub-registro e como ele varia de acordo com algumas condições. Assim, uma primeira caracterização dos 1.056.221 casos considerados graves de Covid-19 em 2020 no Brasil pode ser visualizada na **Tabela 4.1**, segundo a UF e a classificação final do caso. São Paulo, com 30,65%, concentrou, disparado, a maior parte dos casos, principalmente se consideramos que sua participação relativa populacional não chega a 22% (ver **Tabela 2.3**). De forma geral, e como esperado, os estados cujas capitais são as principais portas de entrada no Brasil para a circulação do vírus foram os mais bem "representados" pela pandemia em 2020.

Quanto ao latente sub-registro dos casos graves de Covid-19, observamos quase 40% de casos registrados como SRAG não especificada no Brasil, mas variando muito de um estado para outro: Amapá registra o menor índice, 11,8%, enquanto que em Minas Gerais observamos o maior, 53,4%. O porquê das próprias magnitudes dessas proporções de sub-registro, bem como a sua variação entre os estados demandariam reflexões mais apuradas, mas estão fora do escopo deste trabalho. O interesse aqui se concentrará em estimar sua dimensão e em como ela variou no Brasil no ano de 2020. Os números absolutos, por sua vez, podem ser úteis para se pensar a capacidade efetiva de cada estado em como atender satisfatoriamente demandas de tantos casos respiratórios graves, considerando a grande variabilidade entre os municípios dentro de um determinado estado, como já chamamos a atenção. O mesmo raciocínio vale também para o Brasil como um todo.

Se examinarmos agora os quantitativos de casos graves de Covid-19 e seus sub-registro, além do tipo do município de residência, segundo algumas características demográficas e sociais selecionadas da base de dados do SIVEP-Gripe, mesmo que com enormes problemas de registros dos dados, tal como apresentado na **Tabela 4.2**, temos um primeiro panorama geral da pandemia bastante informativo. Embora o maior percentual de casos esteja nos municípios não agregados (43,7%), foi nas capitais brasileiras que a pandemia mais se destacou, já que a sua parcela de 36,58% entre os casos é razoavelmente superior à população relativa das capitais, de 23,9% (ver **Tabela 2.3**). Já o sub-registro dos casos de Covid-19 não parece ter sido muito diferente entre os três tipos de municípios. Mais adiante, quando examinarmos detalhadamente os óbitos e as internações desta estratificação das cidades considerando os estados, nas 75 unidades ecológicas que estamos propondo, pode ser que tenhamos novos *insights*.

Caracterizando os casos graves de Covid-19 no Brasil em 2020

**Tabela 4.1:** Hospitalizações ou óbitos por Síndrome Respiratória Aguda (SRAG) por Covid-19 e não especificada pela Unidade da Federação (UF) segundo a classificação final do caso. Brasil, 2020 (N=1.056.221)

| Unidade da Federação (UF) | Total de casos entendidos como Covid-19 (a + b) | | Classificação final do caso | | | |
|---|---|---|---|---|---|---|
| | | | SRAG por Covid-19 (a) | | SRAG não especificada (b) | |
| | N | %* | N | %** | N | %** |
| Rondônia | 6.868 | 0,65 | 5.373 | 78,2 | 1.495 | 21,8 |
| Acre | 2.475 | 0,23 | 1.603 | 64,8 | 872 | 35,2 |
| Amazonas | 22.246 | 2,11 | 17.055 | 76,7 | 5.191 | 23,3 |
| Roraima | 1.789 | 0,17 | 1.504 | 84,1 | 285 | 15,9 |
| Pará | 31.745 | 3,01 | 20.367 | 64,2 | 11.378 | 35,8 |
| Amapá | 2.517 | 0,24 | 2.221 | 88,2 | 296 | 11,8 |
| Tocantins | 5.773 | 0,55 | 3.478 | 60,2 | 2.295 | 39,8 |
| Maranhão | 13.673 | 1,29 | 7.452 | 54,5 | 6.221 | 45,5 |
| Piauí | 13.026 | 1,23 | 9.290 | 71,3 | 3.736 | 28,7 |
| Ceará | 41.672 | 3,95 | 25.638 | 61,5 | 16.034 | 38,5 |
| Rio Grande do Norte | 10.395 | 0,98 | 6.747 | 64,9 | 3.648 | 35,1 |
| Paraíba | 16.869 | 1,60 | 10.546 | 62,5 | 6.323 | 37,5 |
| Pernambuco | 50.972 | 4,83 | 26.611 | 52,2 | 24.361 | 47,8 |
| Alagoas | 11.117 | 1,05 | 7.047 | 63,4 | 4.070 | 36,6 |
| Sergipe | 9.021 | 0,85 | 6.450 | 71,5 | 2.571 | 28,5 |
| Bahia | 38.962 | 3,69 | 24.582 | 63,1 | 14.380 | 36,9 |
| Minas Gerais | 100.578 | 9,52 | 46.904 | 46,6 | 53.674 | 53,4 |
| Espírito Santo | 11.239 | 1,06 | 7.421 | 66,0 | 3.818 | 34,0 |
| Rio de Janeiro | 105.856 | 10,02 | 73.246 | 69,2 | 32.610 | 30,8 |
| São Paulo | 323.725 | 30,65 | 186.816 | 57,7 | 136.909 | 42,3 |
| Paraná | 64.595 | 6,12 | 32.716 | 50,6 | 31.879 | 49,4 |
| Santa Catarina | 32.442 | 3,07 | 21.409 | 66,0 | 11.033 | 34,0 |
| Rio Grande do Sul | 53.386 | 5,05 | 33.228 | 62,2 | 20.158 | 37,8 |
| Mato Grosso do Sul | 16.901 | 1,60 | 10.071 | 59,6 | 6.830 | 40,4 |
| Mato Grosso | 13.363 | 1,27 | 9.275 | 69,4 | 4.088 | 30,6 |
| Goiás | 31.748 | 3,01 | 21.478 | 67,7 | 10.270 | 32,3 |
| Distrito Federal | 23.268 | 2,20 | 16.764 | 72,0 | 6.504 | 28,0 |
| BRASIL | 1.056.221 | 100,00 | 635.292 | 60,1 | 420.929 | 39,9 |

*Percentual de cada UF em relação ao total do Brasil

**Percentual relativo a cada UF, representando o sub-registro de Covid-19

Quanto à distribuição por sexo, observamos uma ligeira "preferência" da doença para os homens (54,43%) e sem diferenças relevantes entre os sub-registros (38,2% vs. 41,8%). Não houve registro do sexo para insignificantes 318 casos. Grosso modo, portanto, a variável "Sexo" não chama muito a atenção. Talvez se combinada com obesidade ou alguma outra comorbidade, ou até mesmo com a idade, a variável "Sexo" se apresentasse de outra forma. Mas sem nenhuma hipótese teórica prévia subjacente, explorações meramente estatísticas, ainda que potencialmente interessantes, podem ser deixadas para um segundo momento.

Já para a variável "Idade" temos um quadro mais informativo. O grupo etário que serve de base para o cálculo da mortalidade prematura e que poderíamos chamar informalmente de adultos "maduros", aquela faixa potencialmente mais heterogênea de 30 a 69 anos, com 584 mil casos graves, foi a mais atingida em números absolutos. Entretanto, os números ainda mais impressionantes se referem aos 350 mil idosos brasileiros (70 anos ou mais), cerca de um terço de todos os casos graves (33,21%), que foram os mais duramente "castigados" pela Covid-19. Considerando que a proporção de maiores de 70 anos no Brasil é de 6,4% (ver Tabela 2.4), só se confirma cabal e quantitativamente o maior impacto da pandemia neste segmento populacional já sempre mais fragilizado. Ainda mais doloroso reconhecer que nem mesmo eles tenham sido poupados... Deveriam eles terem sido priorizados?

Outro resultado bem importante da variável "Idade" é observar certo gradiente da proporção de sub-registro dos casos graves de Covid-19 com a idade. Entre as crianças, a proporção de sub-registro chega a 84,6%! Isso talvez esteja relacionado à primeira imagem criada de que a doença parecia não atingir de forma importante as crianças. Será que pelo menos elas teriam (têm) sido poupadas, não precisariam ser priorizadas? Com esses números, suspeita-se, portanto, que talvez não fosse (ou seja) bem assim. Ou, pelo menos, não no grau imaginado. De qualquer forma, de fato, mais uma questão fundamental da pandemia a se esclarecer, epidemiológica e clinicamente.

Ainda na Tabela 4.2, para as variáveis "Escolaridade" e "Cor/raça", de imediato, o que mais chama a atenção são suas enormes proporções de casos "ignorados", ou seja, de registros não informados para estas variáveis: 65,7% e 21,5%, respectivamente. No caso da escolaridade, este número está mais "inflado" pelas crianças até 5 anos, que devem ter recebido a merecida classificação de "não se aplica". A perda de dados (*missing data*) é sempre um problema importante a ser considerado e o Box 4.1 traz uma reflexão metodológica e opções de abordagem, sendo a mais comum uma simples "desconsideração" das observações perdidas. Afinal, cabe a pergunta "se elas foram de fato perdidas, como considerá-las nas análises?".

**Tabela 4.2:** Hospitalizações ou óbitos por Síndrome Respiratória Aguda (SRAG) por Covid-19 e não especificada por algumas características segundo a classificação final do caso. Brasil, 2020 (N=1.056.221)

| Características | Total de casos entendidos como Covid-19 (a + b) | | Classificação final do caso | | | |
| | | | SRAG por Covid-19 (a) | | SRAG não especificada (b) | |
| | N | %* | N | %** | N | %** |
|---|---|---|---|---|---|---|
| **Tipologia do município de residência** | | | | | | |
| Capital | 386.382 | 36,58 | 241.365 | 62,5 | 145.017 | 37,5 |
| Integrante de RM ou RIDE | 207.922 | 19,69 | 120.775 | 58,1 | 87.147 | 41,9 |
| Município não agregado em RM | 461.917 | 43,73 | 273.152 | 59,1 | 188.765 | 40,9 |
| **Sexo** | | | | | | |
| Masculino | 574.949 | 54,43 | 355.342 | 61,8 | 219.607 | 38,2 |
| Feminino | 480.954 | 45,54 | 279.830 | 58,2 | 201.124 | 41,8 |
| Ignorado | 318 | 0,03 | 120 | 37,7 | 198 | 62,3 |
| **Idade** | | | | | | |
| Crianças (0 a 9 anos) | 59.347 | 5,62 | 9.151 | 15,4 | 50.196 | 84,6 |
| Adolescentes (10 a 19 anos) | 18.178 | 1,72 | 5.032 | 27,7 | 13.146 | 72,3 |
| Adultos "jovens" (20 a 29 anos) | 43.856 | 4,15 | 21.195 | 48,3 | 22.661 | 51,7 |
| Adultos "maduros" (30 a 69 anos) | 584.072 | 55,30 | 388.905 | 66,6 | 195.167 | 33,4 |
| Idosos (70 anos ou mais) | 350.755 | 33,21 | 211.007 | 60,2 | 139.748 | 39,8 |
| Ignorado | 13 | 0,00 | 2 | 15,4 | 11 | 84,6 |
| **Cor/raça** | | | | | | |
| Branca | 405.158 | 38,36 | 241.667 | 59,6 | 163.491 | 40,4 |
| Preta | 51.753 | 4,90 | 29.613 | 57,2 | 22.140 | 42,8 |
| Amarela | 10.940 | 1,04 | 6.761 | 61,8 | 4.179 | 38,2 |
| Parda | 358.231 | 33,92 | 214.509 | 59,9 | 143.722 | 40,1 |
| Indígena | 2.931 | 0,28 | 1.981 | 67,6 | 950 | 32,4 |
| Ignorada | 227.208 | 21,51 | 140.761 | 62,0 | 86.447 | 38,0 |
| **Escolaridade** | | | | | | |
| Sem escolaridade/analfabeto | 33.690 | 3,19 | 16.819 | 49,9 | 16.871 | 50,1 |
| 1º ciclo do ensino fundamental | 107.567 | 10,18 | 61.139 | 56,8 | 46.428 | 43,2 |
| 2º ciclo do ensino fundamental | 66.846 | 6,33 | 41.498 | 62,1 | 25.348 | 37,9 |
| Ensino médio | 104.670 | 9,91 | 69.519 | 66,4 | 35.151 | 33,6 |
| Superior | 49.121 | 4,65 | 35.597 | 72,5 | 13.524 | 27,5 |
| Ignorada/Não se aplica | 694.327 | 65,74 | 410.720 | 59,2 | 283.607 | 40,8 |
| **BRASIL** | 1.056.221 | 100,00 | 635.292 | 60,1 | 420.929 | 39,9 |

*Percentual de cada UF em relação ao total do Brasil

**Percentual relativo a cada UF, representando o sub-registro de Covid-19

## BOX 4.1

Cabe aqui, agora, outra digressão metodológica e essas duas variáveis citadas, "Escolaridade" e "Cor/raça", parecem ter sido escolhidas a dedo, dada a importância delas para estudos sobre desigualdades e saúde, particularmente no contexto da pandemia. A desconfiança natural que surge sobre a qualidade dos dados para a situação tão bem tipificada nelas, nos levam comumente a duas decisões possíveis: ou descartamos os casos não informados da variável ou simplesmente não a usamos na análise. Apesar de uma ou outra serem opções metodologicamente defensáveis, somos da opinião de que nem uma nem outra, necessariamente, seria a melhor. A ideia de eliminá-las de pronto, embora bastante tentadora, tem o risco de "jogar fora" informações que mesmo limitadas – com forte potencial para viés de informação/classificação – podem ainda ser úteis. Logo, essa opção tem uma desvantagem muito importante, particularmente para os estudos descritivos e exploratórios. Porém, tem a vantagem de ser a mais prudente, especialmente se a variável em questão não for muito significativa para análises mais ambiciosas ou mesmo sequer para explorações. Quanto à opção de eliminar os casos sem informação, embora muito comum, julgamos tipicamente a menos indicada, especialmente se há muitas perdas na variável. Adiciona-se agora um risco não imediatamente perceptível de viés de seleção, ou seja, o risco dos casos informados, sendo estes os únicos a serem analisados, não representarem mais todos os casos. E esse risco não deve ser negligenciado. Se esse viés de fato vier a acontecer, seria, provavelmente, o maior problema analítico-metodológico. Isto porque toda a vez que excluímos os casos não informados e consideramos apenas os casos informados na análise, para que não haja viés de seleção, estamos fazendo, implicitamente, quer queiramos ou não, a hipótese de que a distribuição da variável entre os não informados seria a mesma dos informados tivessem eles a informação registrada. Esta hipótese pode até ser razoável, mas sua validade não é verificável a partir dos dados disponíveis, de modo que, se for a opção escolhida, no mínimo, esta limitação precisaria ser explicitada e, eventualmente, seus impactos estudados, por exemplo, por meio de algum tipo de análise de sensibilidade. Nessa perspectiva, com o auxílio de outras variáveis, talvez possamos, inclusive, ter alguma ideia de como as perdas devem se distribuir. Dependendo de como uma ou outra dessas variáveis se apresenta nas categorias da variável com as perdas, podemos sustentar algumas hipóteses acerca delas. Assim, se as categorias da variável com as perdas se distribuírem da mesma forma nos casos ignorados, isto é, se a subamostra dos casos informados representa todos os casos, não tendo havido, portanto, nenhum tipo de perda seletiva, é de se esperar que o que aconteça com os casos perdidos relativamente a certa variável seja uma "média" do que acontece com as outras categorias.

Do ponto de vista teórico, há uma imensa literatura mais específica para tratar a questão metodológica de como lidar com uma variável com missing, inclusive sobre a possibilidade de se usar técnicas de imputação de dados. Na prática, e de forma mais simples, a opção que advogamos, pelo menos em um primeiro momento, é apresentar os dados tal como eles se apresentam na base, explicitando a magnitude ou o perfil das perdas, examinando-as com mais atenção, extraindo o que for possível e razoável e discutindo suas limitações. E, no caso de variáveis categóricas, considerar as perdas como mais uma "categoria" dentre as categorias alternativas, nos parece o melhor caminho, mesmo que ela não seja, de fato, uma categoria legítima. Afinal, sua frequência não é nada além de um mix das outras categorias excludentes, portanto, sem uma interpretação imediata. E, claro, nunca saberemos como os casos ignorados de fato se distribuem nas categorias da variável. É claro, também, que esta opção não resolve o problema das perdas, mas tem a vantagem de deixá-lo explícito e podermos discuti-lo.

Entretanto, aproveitando este gancho metodológico e como já adiantamos, há uma situação indireta e correlata de extrema importância aos nossos propósitos aqui que é a opção frequentemente utilizada de limitar quaisquer análises apenas aos casos de Covid-19 confirmados laboratorialmente. De fato, talvez em muitos estudos clínicos ou laboratoriais, esta seja a melhor opção. Mas, de um ponto de vista epidemiológico, quase certamente não. Como visto, cerca de 40% dos casos da base do SIVEP-Gripe estão classificados como SRAG não especificada. Nesse sentido, a restrição apenas aos casos confirmados de Covid-19 pode redundar em viés de seleção[1], mesmo que, à primeira vista, como dito, pareça a melhor escolha. É preciso reconhecer, por outro lado, que esse viés é uma possibilidade, não uma certeza. Como exemplo concreto, considerando que o sub--registro como aqui definido foi de 84,6% entre as crianças e entre adolescentes foi de 72,3% (**Tabela 4.2**), uma luz de alerta deve ser acesa na interpretação dos resultados da contribuição de Hillesheim *et al.* (2020), que estudaram a mortalidade pela Covid-19 em crianças e adolescentes a partir da mesma base de dados, mas limitando a análise apenas aos casos com confirmação. Se os casos classificados como SRAG não especificada são, de fato, casos de Covid-19 e apresentarem algum perfil diferenciado dos casos confirmados e que também este perfil esteja relacionado à mortalidade – sejam, por exemplo, os casos mais leves –, os resultados do estudo podem estar enviesados. E numa direção não conhecida, pois a questão sequer é discutida.

Voltando à questão das perdas de uma variável, como exemplo concreto de que a subamostra dos casos informados pode representar todos os casos, pela **Tabela 4.2**, quando examinamos a proporção de SRAG não especificada dentro de suas categorias, este parece ser o caso das variáveis "Cor/raça" e "Escolaridade". O sub-registro é de 38,0% nos cerca de 227 mil casos com Cor/raça ignorada, uma proporção mais ou menos no meio do caminho das outras cores/raças, que variaram de 32,4%, entre os indígenas, a 42,8%, entre os de cor declarada preta. Também nos quase 700 mil casos com escolaridade ignorada, a proporção de 40,8% é aproximadamente uma "média" entre os outros sub-registros (variando de 27,5% entre os casos com nível superior a 50,1% entre aqueles sem escolaridade). De forma diferente, se olharmos agora os ínfimos 13 casos sem informação de idade, em função do sub-registro deles (84,6%), ficamos bem sugestionados a acreditar que sejam crianças. Por absoluta coincidência, as proporções são iguais, mas o que é informativo é perceber que o valor corresponde ao máximo, e não a um valor "médio", de modo que podemos suspeitar que as perdas foram "seletivas", ou sejam, aconteceram mais nas crianças.

Ainda com relação às perdas de dados, a situação mais interessante pode ser observada nos 318 casos sem informação sobre o sexo: a proporção de sub-registro foi de 62,3%, bem superior às outras duas (38,2% para os homens e 41,8% para as mulheres), sugerindo que talvez haja uma terceira variável que possa

---

[1] Mais especificamente, o viés potencial que estamos nos referindo aqui é dos casos selecionados não representaram mais todos os casos, e não sobre a sub-registro dos casos.

explicar este viés. Neste caso, a explicação parece mais simples: como as crianças apresentaram uma alta proporção de sub-registro (aqueles 84,6%), se estes 318 casos forem mais tipicamente crianças, então estaria explicado, pelo menos parcialmente. E, consultando a base de dados, este é exatamente o caso: 92 dos 318 casos sem informação de sexo, quase 30%, são, de fato, crianças, uma proporção bem superior aos 5,62% que observamos no geral (**Tabela 4.2**).

Em síntese, a mensagem sobre as 4 variáveis da **Tabela 4.2** que apresentaram perdas é que, talvez, não precisemos nos preocupar muito com elas nas análises. No caso de "Cor/raça" e "Escolaridade", não há evidências de que as perdas tenham sido seletivas, pelo menos quando usamos a classificação final do caso (SRAG pela Covid-19 vs. SRAG não especificada) como base para esta conclusão. Importante observar, entretanto, que não há nenhuma garantia de que teríamos o mesmo resultado se usássemos outra variável como base. Em outras palavras, limitarmos apenas as análises aos casos com informação para estas duas variáveis não parece ser um problema, apesar das enormes quantidades de dados perdidos observados nelas. Os números de casos restantes são ainda bem grandes em ambas. Quanto às variáveis "Idade" e "Sexo", mesmo que aparentemente tenhamos observado perdas seletivas nelas, suas frequências foram absoluta e relativamente insignificantes. A exclusão dos casos com perdas para estas duas variáveis também poderia ser uma boa opção. Mas vale ressaltar que só estaríamos tomando esta decisão após alguma reflexão sobre o perfil das perdas observadas.

Esclarecido este ponto fundamental sobre *missing data*, podemos retornar a alguns comentários gerais sobre estes primeiros resultados das variáveis "Cor/raça" e "Escolaridade", conforme apresentados na **Tabela 4.2**. Percebe-se um gradiente da escolaridade no sub-registro dos casos graves de Covid-19. Parte disso pode ser devido ao gradiente já observado na idade, mas chama a atenção o menor valor entre os casos de nível superior, 27,5%, talvez explicado por mais facilidades de acesso à assistência para esse segmento populacional, devido às suas melhores condições socioeconômicas. Quanto à distribuição da escolaridade em si, excluindo as perdas e as crianças menores de 5 anos, temos que 13,6% dos casos graves são de pessoas com nível superior (49.121 casos entre os 361.894, após a exclusão das perdas), um número próximo aos 12,8% de brasileiros com a mesma escolaridade, conforme nossa apuração a partir dos microdados da PNS. Ou seja, pelo menos neste quesito, a pandemia parece que tem sido mais "democrática".

Quanto à cor/raça, a questão é, como se sabe, bem mais complexa. Quer seja por autodeclaração ou heteroclassificação há sempre a possibilidade de vieses importantes, o que nos desafia ainda mais de um ponto de vista acadêmico e, principalmente, social. O uso desse tipo de base de dados para estudos de iniquidades deve ser visto, portanto, ainda mais sob uma perspectiva descritiva e exploratória. Ou, pelo menos, com bem mais cuidados metodológicos e críticas, como já tem sido feito alhures a partir de bases de dados de vigilância e mortalidade pela Covid-19 semelhantes à nossa (Cowger *et al*, 2020). Assim, pelos resultados brutos da **Tabela 4.2**, podemos dizer que não há evidências de que o sub-registro pela Covid-19 varie muito por cor/raça. Quanto à distribuição dos casos de Covid-19 por cor/raça, excluindo os casos ignorados, os brancos representaram 48,9% (405.158 de 829.013) de todos os casos, os pardos 43,2%, os pretos 6,2%, os amarelos 1,32% e os indígenas 0,35%. Considerando que os microdados da PNS nos dizem que 43,4% dos brasileiros se declararam como brancos, 44,9% como pardos, 10,4% como pretos e 1,3% como amarelos ou indígenas, temos uma ligeira "preferência" da pandemia para aquelas pessoas que se declararam brancas, mas nada muito importante. Porém, vale lembrar que estamos analisando apenas o ano de 2020, onde foram os centros urbanos os mais afetados, além da enorme heterogeneidade de cor/raça no Brasil, segundo as regiões, os estados e as cidades. Ainda assim, chama a atenção os quase 3.000 casos graves entre os indígenas, só em 2020. Dada a vulnerabilidade desta subpopulação, este número é extremamente preocupante e já nos alerta sobre o que esperar em 2021 – o ano mais trágico da pandemia – e, também, em 2022.

Finalizando esta seção com as descrições mais gerais da pandemia, a **Tabela 4.3** apresenta a distribuição dos casos pela natureza da unidade de saúde de notificação e por duas condições clínicas que têm sido apontadas como importantes na Covid-19: diabetes e obesidade. Desde o seu início, a principal preocupação das autoridades sanitárias efetivamente competentes no enfrentamento da pandemia sempre fora em como os sistemas de saúde brasileiros, em paralelo ou integrados, reagiriam a uma grande quantidade de casos graves, ou seja, que demandassem assistência hospitalar. Sendo este o quadro que claramente já se desenhava, estaria o Sistema Único de Saúde (SUS) devidamente preparado? Ou, pelo menos, poderia minimamente se preparar, contando com a necessária e desejável participação integrada do sistema privado, com seus cerca de 25% de brasileiros clientes de planos de saúde? A julgar pela crueldade e eloquência dos números que ora apresentamos, derivados marcadamente de algumas políticas e ações de saúde implementadas, bem como de outras não implementadas, a resposta só pode ser um rotundo NÃO a ambas as perguntas.

Pela **Tabela 4.3**, aproximadamente 50% de todos os casos graves de Covid-19 foram notificados nas unidades de saúde sob administração pública, 23% na rede privada e os outros 27% nas entidades também privadas, mas sem fins lucrativos. Grosso modo, não há evidências robustas do sub-registro – repetindo, o percentual de casos de SRAG não especificada – ter acontecido de forma muito diferenciada quanto à natureza da unidade de saúde notificadora, mas devemos lembrar que a enorme variabilidade regional brasileira, bem como das unidades de saúde, pode mudar ou explicar esta observação.

**Tabela 4.3:** Hospitalizações ou óbitos por Síndrome Respiratória Aguda (SRAG) por Covid-19 e não especificada por algumas condições assistenciais e clínicas segundo a classificação final do caso. Brasil, 2020 (N=1.056.221)

| Condições assistenciais e clínicas | Total de casos entendidos como Covid-19 (a + b) | | Classificação final do caso | | | |
| --- | --- | --- | --- | --- | --- | --- |
| | | | SRAG por Covid-19 (a) | | SRAG não especificada (b) | |
| | N | %* | N | %** | N | %** |
| **Natureza da unidade de saúde** | | | | | | |
| Administração pública | 526.545 | 49,85 | 312.256 | 59,3 | 214.289 | 40,7 |
| Entidade empresariais | 242.715 | 22,98 | 156.753 | 64,6 | 85.962 | 35,4 |
| Entidade sem fins lucrativos | 286.961 | 27,17 | 166.283 | 57,9 | 120.678 | 42,1 |
| **Diabetes** | | | | | | |
| Sim | 243.407 | 23,05 | 162.487 | 66,8 | 80.920 | 33,2 |
| Não | 272.751 | 25,82 | 149.413 | 54,8 | 123.338 | 45,2 |
| Ignorado | 540.063 | 51,13 | 323.392 | 59,9 | 216.671 | 40,1 |
| **Obesidade** | | | | | | |
| Sim | 51.991 | 4,92 | 38.316 | 73,7 | 13.675 | 26,3 |
| Não | 380.306 | 36,01 | 216.910 | 57,0 | 163.396 | 43,0 |
| Ignorado | 623.924 | 59,07 | 380.066 | 60,9 | 243.858 | 39,1 |
| **BRASIL** | 1.056.221 | 100,00 | 635.292 | 60,1 | 420.929 | 39,9 |

*Percentual de cada UF em relação ao total do Brasil
**Percentual relativo a cada UF, representando o sub-registro de Covid-19

Quanto às condições de diabetes e obesidade dos casos graves de Covid-19, podemos tecer alguns comentários gerais e comuns a ambas. Primeiro, vale observar que o sub-registro parece ser razoavelmente menor em ambas as condições (33,2% e 26,3%) do que no geral, sugerindo que elas, talvez, estivessem sendo usadas como critério clínico indireto para a classificação do caso como Covid-19. Quanto às perdas, apesar de elas serem enormes nessas duas condições (cerca de 51% e 59%), usando a proporção de SRAG não especificada como referência, sugere-se que elas não teriam sido seletivas, de modo que considerar apenas os casos com informação não fosse um problema.

Porém, chama muito a atenção a quantidade de diabetes registrada entre os casos mais graves de Covid-19 em 2020. Excluindo as perdas, 47,2% (243.407 em 516.158) deles estão registrados como diabéticos, uma proporção provavelmente superestimada. Mesmo sabendo que estamos diante de uma população de casos mais velha, considerando que a nossa apuração dos microdados da PNS registra uma prevalência autodeclarada de diabetes de 8,2% para os maiores de 15 anos e de 22,6% para os idosos (70 anos ou mais), podemos imaginar duas explicações para esta estimativa de 47,2%: ou a diabetes pode ser um importantíssimo preditor de gravidade para a Covid-19 ou há um viés de informação nessa estimativa. A segunda opção parece bem mais plausível, o que não impede de a diabetes ter alguma importância para a Covid-19. O que deve ter acontecido foi um problema na forma como a diabetes é registrada. É provável que a maior preocupação esteja em registrar os **casos** de diabetes. Muitos **não-casos** devem ter ficado em branco ao invés de ser registrado como "não", inflando a categoria dos ignorados. Ou seja, diferente do que refletimos anteriormente, os casos com informação para a variável "diabetes" não devem representar mais adequadamente todos os casos graves de Covid-19 e limitarmo-nos apenas a eles nas análises, excluindo os ignorados, não seria uma boa ideia. O mais grave é que não é possível corrigir o viés de informação aí presente e, por reflexão, detectado. Duas opções: excluímos a variável de qualquer análise ou, como advogamos, a usamos incluindo a terceira (pseudo)categoria – os ignorados –, discutindo os resultados e suas limitações.

Quanto à obesidade, parece que também temos um problema de registro importante nos dados, apesar de a proporção de 39,1% de sub-registro de casos de Covid-19 sugerir que os pacientes com informação preenchida para esta variável sejam "bons" representantes do total. Excluindo os ignorados, temos uma proporção de 12,0% (51.991 em 432.297) de obesos, um número menor do que esperávamos a priori, ainda mais considerando relatos e observações empíricas de que a gravidade da Covid-19 parece associada à obesidade. Consultando mais uma vez os dados da PNS para uma boa referência, a nossa apuração permite estimar pontualmente a obesidade – ou seja, aqueles com Índice de Massa Corporal (IMC) de pelo menos 30 kg/m² – em 20,2% entre os brasileiros com pelo menos 15 anos. Pouco crível, portanto, o valor de 12,0% obtido nos casos graves de Covid-19 após a exclusão das perdas. Mais uma vez um viés de informação deve estar aí operando, só que agora subestimando a estimativa. Provavelmente por não terem sido aferidos com mais cuidado o peso e a estatura, uma explicação razoável é que o registro de obesidade na base de dados ou foi autorreferido ou foi no "visual" mesmo, de modo que apenas os obesos mórbidos (IMC de pelo menos 40 kg/m²) devem ter tido mais chances de serem identificados. Os obesos de um grau menor devem ter passado "despercebido". De qualquer forma, tal como para a variável "diabetes", se quisermos explorar esta variável, devemos incluir também a "categoria" dos ignorados nas análises.

Vale enfatizar, portanto, o quão importantes são reflexões sobre a qualidade de qualquer base de dados, explorando com cuidado e metodicamente suas potencialidades e, principalmente, suas limitações e fragilidades. Examinar as perdas de determinada variável de interesse, por exemplo, é condição fundamental para uma contribuição mais efetiva e robusta de qualquer estudo no campo da saúde a partir de bases de dados administrativos ou contábeis, como o SIVEP-Gripe.

## 4.1. As internações pela Covid-19 nas cidades brasileiras

Avançando agora mais detalhadamente em como as hospitalizações pela Covid-19 aconteceram no Brasil em 2020, podemos calcular as taxas de internação de cada município brasileiro e explorarmos sua distribuição e magnitudes. Independentemente de seu desfecho, qualquer internação, subjacente e inevitavelmente, está associada a pesadas cargas sentimentais e familiares, além de elevados custos financeiros. No caso de uma pandemia, espera-se, claro, um "custo" social ainda mais impactante. Mapeá-las e detalhá-las, portanto, nos parece uma contribuição significativa. Do ponto de vista da organização dos sistemas de saúde no Brasil, ainda mais no contexto peculiar de urbanicidade e de acesso a serviços de saúde, não é difícil imaginar a complexidade e a dificuldade para o acesso e uso de cuidados oportunos e qualificados.

Lembrando, pela estratégia de seleção que adotamos na base de dados do SIVEP-Gripe, identificamos 1.056.221 casos a serem estudados, sendo que 21.219 deles, pelo que pudemos apurar, foram a óbito sem terem tido a oportunidade de serem internados. Excluindo estes casos por ora, temos 621.176 (60,0%) internações confirmadas de Covid-19 e 413.826 (40,0%) internações por SRAG não especificada. Essas frequências conduzem a uma taxa de internação geral pela Covid-19, no Brasil, em 2020, apenas para os casos com confirmação, de 293 por 100.000 brasileiros. Se considerarmos os casos de SRAG não especificada também como casos de Covid-19, esta taxa sobe para 489 por 100.000. Não obstante suas imediatas representatividades, em função das enormes heterogeneidades brasileiras, como já observado, essas taxas demandam refinamentos e breves comentários interpretativos.

A **Tabela 4.4** apresenta as estatísticas descritivas das taxas de internação para a Covid-19 em 2020 para todos os municípios brasileiros. E, chamando a atenção mais uma vez, dada a importância quantitativa e conceitual dos casos registrados como SRAG não especificada, as taxas de internação foram calculadas tanto considerando-os como casos de Covid-19, quanto apenas para os casos que tinham a sua confirmação. Adicionalmente, o percentual do sub-registro dos casos de Covid-19 também foi calculado município a município e tem a sua descrição estatística na mesma tabela. Não pudemos calcular este sub-registro para 31 municípios brasileiros, já que não se registrou nenhuma internação pela Covid-19, nem para SRAG não especificada em nenhum deles. Mas, consultando-os, vemos que são municípios bem pequenos, 25 deles com menos de 8.000 habitantes. Apenas dois, no Maranhão – Joselândia e Governador Eugênio Barros –, chegam a 16.000 moradores.

**Tabela 4.4:** Estatísticas descritivas da taxa de internação por 100.000 habitantes por Covid-19 mais SRAG não especificada, da taxa de internação dos casos confirmados de Covid-19 e do percentual de sub-registro das internações por Covid-19 nos 5.570 municípios. Brasil, 2020

| Estatísticas descritivas | Taxa de internação por 100.000 habitantes por Covid-19 + SRAG não especificada | Taxa de internação por 100.000 habitantes por casos confirmados de Covid-19 | Percentual de sub-registro dos casos graves de Covid-19* |
|---|---|---|---|
| N (municípios) | 5.570 | 5.570 | 5.539 |
| Média | 291 | 167 | 42,8 |
| Desvio-padrão | 210 | 135 | 21,0 |
| Mínimo | 0 | 0 | 0,0 |
| 1º quartil | 138 | 69 | 28,6 |
| Mediana | 243 | 135 | 41,4 |
| 3º quartil | 392 | 229 | 55,6 |
| Máximo | 2.143 | 1.325 | 100,0 |

\* 31 municípios não tiverem nenhum de seus residentes internado ou morrido por Covid-19 ou SRAG não especificada

Aliás, vale registrar que como são muitos municípios pequenos no Brasil, já deve se esperar alguma "instabilidade" no cálculo de qualquer indicador para eles. Poucos casos, por exemplo, podem representar uma taxa muito alta para certa condição. Por outro lado, talvez seja isso mesmo que precisemos conhecer em uma epidemia: um ou poucos casos, ainda mais se em poucos suscetíveis, pode ser bem informativo! De qualquer forma, a tipologia de agregação de municípios que já apresentamos e que também usaremos para calcular estas taxas deve ajudar a fazer um bom contraponto nas interpretações.

Já à primeira vista, as estatísticas da Tabela 4.4 parecem bem contundentes. Considerando apenas os casos confirmados, metade dos municípios brasileiros tiveram uma taxa de internação pela Covid-19 de pelo menos 134,7 por 100.000 habitantes e 25% deles, uma taxa de 229,4. Quando também entendemos os casos de SRAG não especificada como casos de Covid-19, estes índices sobem para 242,8 e 392,1, respectivamente. Treze de Maio, em Santa Catarina, com 94 internações pela Covid-19 mais 58 por SRAG não identificada foi o município recordista, com taxas de internação pela Covid-19 de 2.143 e 1.325 por 100.000 habitantes, considerando ou não os casos de SRAG não identificada, respectivamente. Trata-se, entretanto, de um município bem pequeno, com pouco mais de 7.000 residentes.

A **Figura 4.1** complementa visualmente as estatísticas da **Tabela 4.4**, ilustrando bem como essas duas taxas variaram para todos os 5.570 municípios brasileiros. Oiapoque, no Amapá, foi outra cidade com taxas mais elevadas comparativamente às demais cidades brasileiras. Diversas outras cidades também se destacam com valores muito elevados. Pode-se dizer que cidades com taxas gerais de internação pela Covid-19 pouco acima de 750 por 100.000 habitantes e apenas com confirmação em torno de 450 por 100.000, já seriam consideradas atipicamente altas em relação às demais cidades. Mais de 200 cidades brasileiras se enquadram nesta situação.

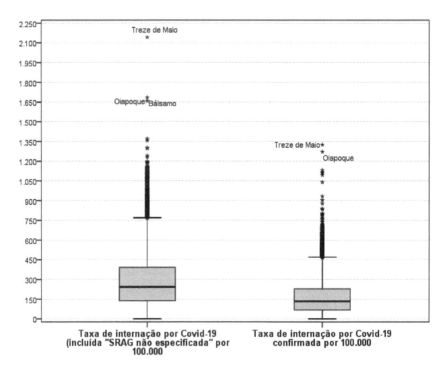

**Figura 4.1:** Taxas de internação por Covid-19 + SRAG não especificada por 100.000 habitantes e apenas para os casos confirmados nos 5.570 municípios brasileiros em 2020

Entre os municípios grandes, ou seja, aqueles 326 municípios brasileiros com pelo menos 100.000 habitantes, o "anticampeão" foi São José do Rio Preto, no noroeste do estado de São Paulo, com uma taxa de 1.356 internações por 100.000 habitantes pela Covid-19 (766 se apenas considerarmos os casos confirmados). A **Tabela 4.5** lista as 20 cidades grandes com as maiores taxas de internação pela Covid-19 em 2020. Cinco capitais aparecem neste não honroso *ranking*: Teresina, São Paulo, Curitiba, Recife e Belo Horizonte. Chama a atenção a cidade de Teresina, que por apresentar o menor sub-registro (28,4%), subiria da nona classificação para a quarta se considerássemos apenas os casos confirmados de Covid-19. Belo

**Tabela 4.5:** Listagem ordenada dos 20 municipios grandes* com as maiores taxas de internação por 100.000 habitantes por Covid-19 + SRAG não especificada. Brasil, 2020

| | Município | Taxa de internação por 100.000 habitantes | | Casos de Covid-19 com confirmação | Casos de SRAG não especificada | Percentual de sub-registro dos casos graves de Covid-19 |
|---|---|---|---|---|---|---|
| | | Covid-19 mais SRAG não especificada | Casos confirmados de Covid-19 | | | |
| 1º | São José do Rio Preto (SP) | 1.356 | 766 | 3.564 | 2.742 | 43,5 |
| 2º | Caraguatatuba (SP) | 1.199 | 633 | 781 | 699 | 47,2 |
| 3º | São Caetano do Sul (SP) | 1.111 | 722 | 1.170 | 630 | 35,0 |
| 4º | Niterói (RJ) | 1.111 | 683 | 3.522 | 2.205 | 38,5 |
| 5º | Santos (SP) | 1.075 | 651 | 2.822 | 1.840 | 39,5 |
| 6º | Diadema (SP) | 1.031 | 526 | 2.246 | 2.154 | 49,0 |
| 7º | São Bernardo do Campo (SP) | 969 | 560 | 4.733 | 3.454 | 42,2 |
| 8º | Recife (PE) | 968 | 498 | 8.234 | 7.774 | 48,6 |
| 9º | Teresina (PI) | 948 | 678 | 5.889 | 2.340 | 28,4 |
| 10º | Belo Horizonte (MG) | 937 | 388 | 9.776 | 13.853 | 58,6 |
| 11º | São Paulo (SP) | 928 | 544 | 67.093 | 47.275 | 41,3 |
| 12º | Cubatão (SP) | 926 | 599 | 789 | 430 | 35,3 |
| 13º | Curitiba (PR) | 919 | 509 | 9.926 | 7.974 | 44,6 |
| 14º | Bento Gonçalves (RS) | 892 | 544 | 662 | 425 | 39,1 |
| 15º | Campo Largo (PR) | 890 | 474 | 635 | 557 | 46,7 |
| 16º | Corumbá (MS) | 881 | 625 | 700 | 287 | 29,1 |
| 17º | Uberlândia (MG) | 880 | 453 | 3.165 | 2.989 | 48,6 |
| 18º | Osasco (SP) | 879 | 534 | 3.737 | 2.418 | 39,3 |
| 19º | Sobral (CE) | 878 | 586 | 1.234 | 616 | 33,3 |
| 20º | Petrópolis (RJ) | 865 | 517 | 1.584 | 1.068 | 40,3 |

*Município grande é aquele com pelo menos 100.000 habitantes

Horizonte faria, talvez, um malandrino caminho inverso: com o maior sub-registro entre as *"top-twenty"* (58,6%), sairia da décima para a vigésima posição.

Dessas 20 cidades grandes, o estado São Paulo foi o mais afetado: contribuiu com 9 delas (São José do Rio Preto, Caraguatatuba, São Caetano do Sul, Santos, Diadema, São Bernardo do Campo, São Paulo, Cubatão e Osasco) e com as 3 primeiras colocações. No estado do Rio de Janeiro, a "liderança" foi para Niterói. A cidade do Rio de Janeiro ainda não se destacava tanto em 2020, como aparentemente aconteceu no início de 2021. Com uma taxa de internação de Covid-19 + SRAG não especificada de 722/100.000, ocupou a 46ª posição entre os municípios grandes, mas quando considerado apenas os casos de Covid-19 confirmados, sobe para a 16ª posição, com uma taxa de 533 internações por 100.000 cariocas.

Poderíamos listar um número maior de municípios ou destacar as taxas para outros igualmente importantes, mas a intenção principal é analisar mais globalmente a pandemia. Examinado visualmente estas taxas de internação por estado, os gráficos das **Figuras 4.2** e **4.3** ilustram suas distribuições com as grandes regiões brasileiras identificadas por cores diferentes nos *boxes-plots*. Várias cidades "destacam-se" com taxas discrepantes, com valores bem mais elevados que outras cidades do mesmo estado. Brasília se localiza na pequena barrinha horizontal no rótulo "DF" (Distrito Federal): uma taxa de quase 800 internações pela Covid-19 por 100.000 brasilienses não pode passar despercebida.

Muitas outras comparações, listagens ou ranqueamentos poderiam ser elaborados para os municípios e os estados, mas estaríamos apenas tripudiando às avessas de nós mesmos. Nesse "jogo" citadino-nosocomial, ainda mais embaralhado pelos sub-registros, difícil saber quem "ganha", fácil saber quem perde... De qualquer forma, classificar as cidades brasileiras segundo o impacto da pandemia nelas em termos da magnitude das internações ou mortalidade pode ser útil para entendermos sua gravidade e lançar alguma luz sobre onde temos mais – ou menos – falhado ou sofrido.

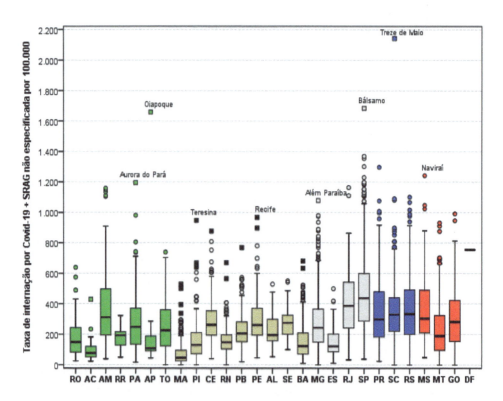

**Figura 4.2:** Taxas de internação por Covid-19 + SRAG não especificada por 100.000 habitantes dos municípios brasileiros segundo as Unidades de Federação em 2020.

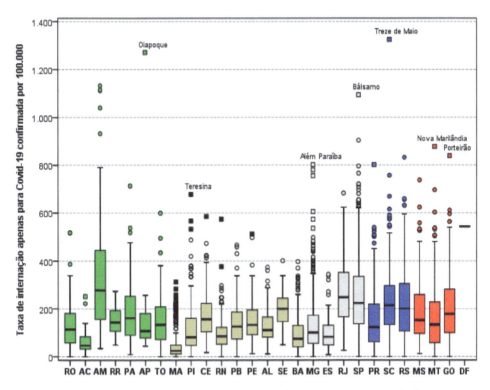

**Figura 4.3:** Taxas de internação por Covid-19 confirmada por 100.000 habitantes dos municípios brasileiros segundo as Unidades da Federação em 2020.

Retomando uma digressão metodológica que já iniciamos lá no **Box 4.1**, dissemos que o ideal em qualquer processo de agrupamento é maximizar a homogeneidade dentro de cada grupo e a heterogeneidade entre os grupos e que há técnicas estatísticas disponíveis para isso. Uma delas, a Análise de *Cluster* por meio de um método chamado *k-means*, nos parece bem atraente e potencialmente apropriada ao nosso propósito. Trata-se de uma técnica exploratória que permite classificar unidades de análise em grupos homogêneos, observando as "similaridades" entre as unidades e podendo usar vários métodos diferentes para isso. O *k-means* consiste, genericamente, em um processo iterativo de alocação e transferência de uma unidade de análise de um grupo para outro de acordo com a distância da unidade ao centroide de cada grupo, em um número pré-fixado de grupos. Ou seja, as unidades de um grupo serão as mais "similares" (próximas geometricamente) entre si, tanto quanto possível estatisticamente e, em média, diferentes entre os grupos formados. O número de unidades que comporá cada grupo será resultante direto deste processo de maximização da variabilidade entre os grupos e minimização da variabilidade dentro de cada grupo. Ao final de todo este processo iterativo, cada unidade terá sido alocada no grupo que tiver a menor distância ao centroide daquele grupo em um espaço multivariado.

A Análise de *cluster* é uma técnica de agrupamento muito poderosa, até porque pode envolver simultaneamente quantidades enormes de variáveis e observações. O que estamos propondo aqui é, simplesmente, o uso desta técnica para apenas uma única variável numérica, uma aplicação inovadora, eficiente e potencialmente útil para a identificação de pontos de corte para esta variável. Uma estratégia bem mais eficiente e interessante, acreditamos, que o uso de um quantil qualquer (ou seja, essas medidas de posição como a mediana, os tercis, os quartis ou os quintis) para categorizar uma variável numérica. Assim, quando aplicado esse processo iterativo classificatório às taxas de internação (ou mortalidade, mais adiante), os pontos de corte que poderemos extrair seriam um resultado indireto da técnica que acreditamos ser de muita valia para interpretações e comparações. Na realidade, com apenas uma variável para classificação, esta abordagem guarda muita semelhança técnica com o método das quebras naturais (*natural breaks*) de Jenks, muito comum em cartografia (Jenks, 1967).

Levando a cabo esta ideia e aplicando a Análise de *Cluster* com o *k-means* às taxas de internação pela Covid-19 calculadas para os municípios brasileiros, tanto para os casos totais (ou seja, incluindo os casos de SRAG não especificada) quanto apenas para os casos confirmados e pré-fixando em quatro o número de grupos (ver o **Box 4.2**), a **Tabela 4.6** sintetiza os resultados já em uma tabulação cruzada para ambas as taxas de internação, sendo a variável "sub-registro de Covid-19" de cada município o elemento de intermediação e explicação para as concordâncias (ou discordâncias) entre os 4 estratos identificados para as taxas de internação.

---

### BOX 4.2

O número "ideal" de grupos a serem formados (2, 3, 4, 5 ou até mais) é mais uma questão metodológica e prática que demanda alguma reflexão, especialmente neste contexto de uma única variável numérica. Em termos gerais, acreditamos que mais do que 5 grupos já não seja muito conveniente em termos de interpretação. Se não quisermos nos preocupar com isso, podemos "apelar" para a estatística e usar aquele número que maximize a discriminação entre os grupos após tentar 2, 3, 4, 5 ou até 6 grupos. Apoiando-nos na interpretação, entretanto, recomendamos, genericamente, 3 ou 4 grupos, com preferência para 4. Apenas 2 grupos é ruim porque sequer conseguimos reconhecer um grupo intermediário. Três é bom por causa disso, mas talvez 4 seja ainda melhor porque podemos dividir o grupo do "meio" em dois grupos: o "meio" mais perto dos maiores e o "meio" mais perto dos menores.

---

Muitas leituras interessantes derivam imediatamente desta **Tabela 4.6**. Primeiro, as próprias frequências obtidas nesse processo de discriminação de 4 grupos classificando os mais "semelhantes" dentro de cada um deles e os mais "diferentes" entre eles em níveis hierárquicos a partir de suas taxas de internação, já é, no mínimo, muito curioso. Mas o importante é que sejam informativos. Examinando as taxas de internação total, 2.346 municípios (42,1%) foram

**Tabela 4.6:** Municípios brasileiros segundo categorizações* das taxas de internação por Covid-19 considerando só os casos confirmados e incluindo os casos de SRAG não especificada. Brasil, 2020

| Municípios pela taxa de internação para Covid-19 (confirmados + SRAG não especificada) | TOTAL (%) | Municípios pela taxa de internação apenas para os casos confirmados de Covid-19 | | | |
|---|---|---|---|---|---|
| | | 0 a 117 por 100 mil habitantes | 118 a 245 por 100 mil habitantes | 246 a 437 por 100 mil habitantes | 438 ou mais por 100 mil habitantes |
| 0 a 206 /100 mil hab. | 2.346 (42,1) | 2.030 | 316 | 0 | 0 |
| 207 a 404 /100 mil hab. | 1.914 (34,4) | 365 | 1.307 | 242 | 0 |
| 405 a 682 /100 mil hab. | 999 (17,9) | 34 | 275 | 628 | 62 |
| 683 ou mais /100 mil hab. | 311 (5,6) | 4 | 12 | 107 | 188 |
| TOTAL (%) | 5.570 (100,0) | 2.433 (43,7) | 1.910 (34,3) | 977 (17,5) | 250 (4,5) |

*Categorizações obtidas a partir de uma Análise de *Cluster* com o *k-means* para 4 grupos

classificados no estrato mais baixo e 311 (5,6%), no estrato mais alto. Além disso, os pontos de cortes derivados indiretamente da Análise de *Cluster* – de 206 e 683 por 100.000 para os dois estratos citados, respectivamente –, também não devem ser isentos de significados. Só a comparação entre esses dois grupos "extremos" de municípios em termos de perfis e condições de assistência já seria objeto de muito interesse e potencialmente esclarecedor de algumas questões relacionadas à gravidade da pandemia no Brasil. A mesma reflexão vale para os pontos de corte de 117 e 438 internações por 100.000 habitantes que separam os estratos mais baixo (N=2.433; 43,7%) e mais alto (N=250; 4,5%), respectivamente, quando olhamos apenas os casos confirmados de Covid-19. Os pontos de corte dos estratos intermediários com suas frequências também não são menos interessantes.

Entretanto, outro subproduto que nos parece extremamente importante na Tabela 4.6 é o resultado da tabulação cruzada para as duas taxas de internação. Fora a óbvia diferença nos valores das taxas devido ao sub-registro, esperaríamos, a priori, uma concordância quase perfeita nas classificações dos 4 grupos hierarquizados para uma ou outra taxa. Mas o mais relevante é a presença de diferenças significativas para estas classificações, sinalizando o quão variou o sub-registro dos casos de Covid-19 no Brasil quando examinamos município a município. A situação que chama mais a atenção, potencialmente simbólica dessa nossa "gripe-zona", pode estar parcialmente refletida em apenas 50 municípios, aqueles 34 + 4 + 12 sinalizados em negrito na Tabela 4.6. Ou seja, naqueles municípios que estão pelo menos dois "estratos" (níveis) acima quando classificados pelo total de casos (isto é, incluindo os casos de SRAG não especifica-ca) comparativamente à quando são classificados usando apenas os casos confirmados de Covid-19.

A explicação para estas importantes discordâncias está nas altas proporções de sub-registro destes municípios. Aqueles 4 municípios classificados no último estrato para a taxa total e no primeiro estrato para a taxa apenas com os casos confirmados seriam os com mais suspeições sobre o registro de casos de Covid-19 no Brasil. A título de ilustração, a **Tabela 4.7** os identifica com suas estatísticas correspondentes. Dois deles, Pinhal de São Bento (PR) e Santo Hipólito (MG), são, na realidade, excessivamente pequenos, mas os outros dois – Santa Vitória (MG) e Rosário Oeste (MT), nem tanto. Como dissemos, a "instabilidade" desses indicadores não deve ser vista, necessariamente, com descrédito e nem como um empecilho para se estudar a gravidade da pandemia, mas com tão poucos casos e população, não teríamos evidências muito robustas. Examinar mais minuciosamente os outros 46 municípios também muito suspeitos poderia ser mais informativo.

Ainda na **Tabela 4.6**, outros 747 municípios (365+275+107) também devem ter proporções de sub-registro mais elevadas. No sentido oposto, caracterizar os 620 (316+242+62) municípios, que devem ter os menores índices de sub-registro, não seria menos relevante. Mas este nível de detalhamento pode ser deixado para um segundo momento. Já um pequeno detalhamento dos 188 municípios que são simultaneamente classificados nos estratos mais altos para ambas as taxas de internação pode ser útil.

A **Tabela 4.8** apresenta a distribuição destes municípios e suas populações segundo os seus perfis de tamanho e agregação. Primeiro, vemos que estes 188 municípios representam cerca de 44 milhões de brasileiros. Uma comparação destas frequências com aquelas da **Tabela 2.1**, pode nos dar uma boa noção relativa do problema. Os 40 municípios grandes, sendo 20 deles integrantes de RM, com maiores possibilidades de acesso, portanto, concentraram a população que

**Tabela 4.7:** Listagem dos 4 municípios brasileiros com mais suspeições sobre o sub-registro de casos graves (internação ou óbito) de Covid-19. Brasil, 2020

| | Município | Taxa de internação por 100.000 habitantes | | Casos de Covid-19 com confirmação | Casos de SRAG não especificada | Percentual de sub-registro dos casos graves de Covid-19 | População em 2020 |
|---|---|---|---|---|---|---|---|
| | | Covid-19 mais SRAG não especificada | Casos confirmados de Covid-19 | | | | |
| 1º | Santa Vitória (MG) | 725 | 35 | 7 | 137 | 95,1 | 19.872 |
| 2º | Pinhal de São Bento (PR) | 731 | 37 | 1 | 19 | 95,0 | 2.737 |
| 3º | Santo Hipólito (MG) | 685 | 65 | 2 | 19 | 90,5 | 3.065 |
| 4º | Rosário Oeste (MT) | 704 | 100 | 17 | 103 | 85,8 | 17.054 |

**Tabela 4.8:** Quantitativos de municípios e população dentre os 188 municípios* brasileiros que mais demandaram internação pela pandemia, segundo o tamanho do município e agregação à RM ou RIDE. Brasil, 2020

| Tamanho do município | Agregação | Municípios | | População | |
|---|---|---|---|---|---|
| | | N | % | N | % |
| GRANDE | RM (ou RIDE) | 20 | 10,6 | 31.402.026 | 71,3 |
| | Não agregado | 20 | 10,6 | 9.844.821 | 22,3 |
| | TOTAL | 40 | 21,3 | 41.246.847 | 93,6 |
| MÉDIO | RM (ou RIDE) | 4 | 2,1 | 232.125 | 0,5 |
| | Não agregado | 28 | 14,9 | 1.241.820 | 2,8 |
| | TOTAL | 32 | 17,0 | 1.473.945 | 3,3 |
| PEQUENO | RM (ou RIDE) | 4 | 2,1 | 57.417 | 0,1 |
| | Não agregado | 112 | 59,6 | 1.273.577 | 2,9 |
| | TOTAL | 116 | 61,7 | 1.330.994 | 3,0 |
| BRASIL | | 188 | 100,0 | 44.051.786 | 100,0 |

*Identificados por serem comuns aos grupos mais elevado após as categorizações tanto das taxas de internação por casos confirmados de Covid-19 quanto agregando SRAG não especificada, a partir de uma Análise de Cluster pelo método k-meanscom 4 grupos

demandou mais internação. Difícil imaginar como atender tamanha demanda adicional satisfatoriamente já sob um sistema sobrecarregado. Mas vale registrar o quão mais difícil ainda deve ter sido para os quase 1 milhão e trezentos mil brasileiros dos 112 municípios pequenos e desagregados.

As categorizações obtidas pelo *k-means* podem ser ainda mais bem aproveitadas se as usarmos para caracterizar os níveis das taxas de internação pela Covid-19 por meio do clássico mapa dos municípios brasileiros. Usando os recursos computacionais do DATASUS pelo TABNET (tabnet.datasus.gov.br), podemos construir o mapa do Brasil da **Figura 4.4** com as taxas de internação para todos os casos de Covid-19 (incluindo os casos de SRAG não especificada) em 2020. Já o mapa da **Figura 4.5** apresenta as taxas apenas para os casos confirmados. Esses mapas "falam" por si sobre onde as internações mais se concentraram e dispensam maiores comentários. Mais uma vez a diferença entre esses dois perfis se deve às proporções de sub-registro dos casos de Covid-19 pela falta de comprovação laboratorial. O estado de São Paulo como um todo, mas particularmente a sua região noroeste é um bom exemplo. Quando contabilizados os casos de SRAG não especificada como casos de Covid-19, o quadro fica mais grave nesta região do estado e mesmo em todo o estado de São Paulo. Minas Gerais parece reproduzir este mesmo padrão de proporções de sub-registro mais elevadas. Já os municípios da região Norte, no geral, sugerem um padrão contrário: como devem ter menores proporções de sub-registro, o "mapa" fica mais grave quando computados apenas os casos com confirmação de Covid-19.

A Gravidade da Pandemia no Brasil

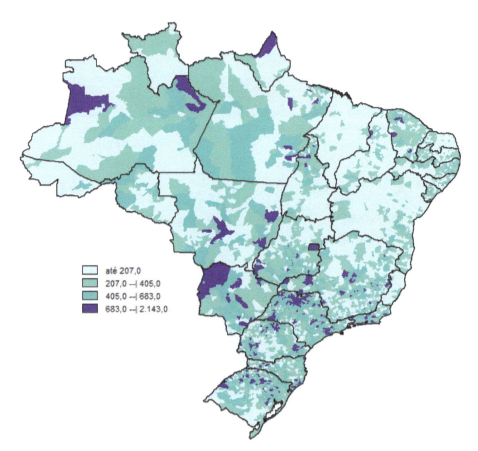

**Figura 4.4:** Taxas de internação por 100.000 habitantes por Covid-19 + SRAG não especificada nos 5.570 municípios. Brasil, 2020

Devido à importância que deve ser dada a esse indicador que ousadamente estamos chamando de sub-registro dos casos de Covid-19, vale explorá-lo ainda mais para caracterizar a gravidade da pandemia no Brasil em 2020. Isto porque, independentemente de haver ou não algum interesse político ou estratégico em mitigar os efeitos da pandemia em um lugar ou outro, ou mesmo apenas subestimar quantitativamente a Covid-19, as proporções elevadas de casos de SRAG não especificada, bem como sua grande variabilidade, podem estar refletindo diferenças regionais na assistência e no diagnóstico ou, quem sabe, até em potenciais variantes ou condições adaptativas do vírus. Será que esses resultados não poderiam nos dar pistas sobre os mecanismos biológicos do coronavírus? Daí a valorização que estamos dando na caracterização deste inusitado indicador.

Nesse sentido, lembrando que cabe também a cada estado brasileiro a gestão e a responsabilidade por políticas de saúde – particularmente aquelas relacionadas ao enfrentamento da pandemia – e evitando a "instabilidade" dos números

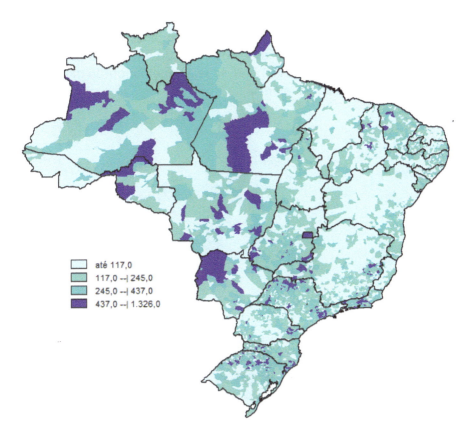

**Figura 4.5:** Taxas de internação por 100.000 habitantes por Covid-19 confirmada nos 5.570 municípios. Brasil, 2020

quando examinamos município a município, podemos estudar a proporção de casos de SRAG não especificada para as 27 Unidades da Federação. Além disso, as variações climáticas, culturais e étnicas que observamos entre os estados, além das diferenças nas condições sociais e econômicas, podem suscitar hipóteses sobre as "preferências" do coronavírus. Assim, variando um pouco a estratégia de estratificação das unidades de análise, a **Figura 4.6** mapeia o sub-registro das internações pela Covid-19 no Brasil em 2020 segundo as UF's (se considerarmos todos os casos de SRAG na especificada como Covid-19). Optamos agora por agrupar os estados pelos tercis, de modo que temos 9 em cada estrato. O primeiro tercil foi calculado em 31,3% e o segundo, em 37,7%. Outras estatísticas para a proporção de casos de internação por SRAG não especificada nos estados nesta base do SIVEP-Gripe foram: média = 34,5%; mediana = 35,2%; mínimo = 11,8% (no Amapá); e máximo = 53,4% (em Minas Gerais). Além da grande variabilidade, o mapa ilustra muito claramente as diferenças estaduais e regionais nas proporções de SRAG não especificada. Portanto, o quanto que este indicador pode estar efetivamente próximo ao real sub-registro dos casos de internação pela Covid-19 no Brasil em 2020 deve passar pelas questões levantadas acima. Por ora, entretanto, nos parece que considerar todos os casos de internação por SRAG não especificada como casos de Covid-19 talvez seja a melhor opção para mapear e caracterizar a gravidade da pandemia.

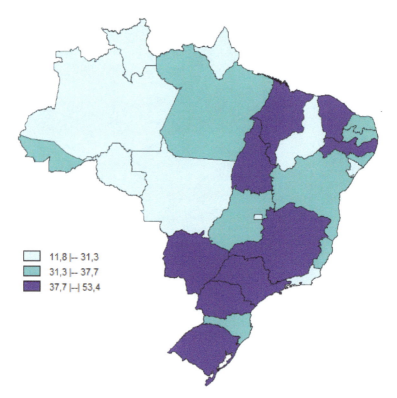

**Figura 4.6:** Percentuais de sub-registro de internações por Covid-19*, segundo as Unidades da Federação. Brasil, 2020

Saindo agora das taxas de internação específicas pelos municípios e explorando as 75 unidades com as agregações propostas, a **Tabela 4.9** apresenta as taxas calculadas para os casos confirmados de Covid-19 acrescidos dos casos de SRAG não especificada, além das taxas para as Unidades da Federação também. Dado o perfil de cada uma dessas unidades de análise, estas taxas já documentam por si a magnitude das internações e nos dão um panorama do Brasil e dos estados. No geral, se observa que a pandemia começou afetando mais duramente os centros urbanos. Como esperado, as capitais brasileiras apresentaram as maiores taxas de internação pela Covid-19 e SRAG não especificada, sendo que em 5 delas (Teresina, Recife, Belo Horizonte, São Paulo e Curitiba), como já visto entre

Caracterizando os casos graves de Covid-19 no Brasil em 2020

**Tabela 4.9:** Taxas de internação para Covid-19 + SRAG não especificada por 100.000 habitantes por tipologia de agregação dos municípios, segundo as Unidades da Federação. Brasil, 2020

| Unidade da Federação (UF) | Tipologia de agregação dos municípios | | | TOTAL DA UF |
|---|---|---|---|---|
| | Capital | Integrante de RM ou RIDE | Município não agregado em RM | |
| Rondônia | 639 | | 256 | 371 |
| Acre | 430 | | 109 | 258 |
| Amazonas | 620 | 415 | 380 | 510 |
| Roraima | 322 | | 176 | 273 |
| Pará | 554 | 286 | 312 | 350 |
| Amapá | 286 | 173 | 357 | 284 |
| Tocantins | 392 | | 343 | 352 |
| Maranhão | 502 | 150 | 110 | 178 |
| Piauí* | 948 | 268 | 191 | 395 |
| Ceará | 676 | 318 | 339 | 434 |
| Rio Grande do Norte | 566 | 188 | 197 | 288 |
| Paraíba | 769 | 450 | 295 | 409 |
| Pernambuco | 968 | 586 | 326 | 503 |
| Alagoas | 478 | 333 | 248 | 325 |
| Sergipe | 552 | 456 | 282 | 383 |
| Bahia | 524 | 302 | 179 | 255 |
| Minas Gerais | 937 | 531 | 377 | 468 |
| Espírito Santo | 501 | 354 | 151 | 264 |
| Rio de Janeiro | 722 | 528 | 469 | 589 |
| São Paulo | 928 | 738 | 552 | 691 |
| Paraná | 919 | 620 | 455 | 558 |
| Santa Catarina | 431 | 482 | 440 | 443 |
| Rio Grande do Sul | 641 | 485 | 415 | 462 |
| Mato Grosso do Sul | 839 | | 480 | 596 |
| Mato Grosso | 659 | 343 | 307 | 373 |
| Goiás** | 695 | 443 319 | 372 | 440 |
| Distrito Federal | 756 | | | 756 |
| BRASIL | 748 | 523 | 371 | 489 |

*Piauí concentra a RIDE da Grande Teresina com 12 municípios (excluída Teresina) e mais 1 município do MA

**Além da RM de Goiânia, Goiás concentra a RIDE do Distrito Federal e Entorno com 29 municípios (excluída Brasília) e mais 4 municípios de MG

as *top-twenty* (**Tabela 4.5**), com taxas superiores a 900 internações por 100.000 brasileiros. Macapá, com 286/100.000 foi a capital com a menor taxa, embora o Amapá, com 284 internações por 100.000, não tenha sido o estado menos atingido; Maranhão é que foi, com uma taxa de 178 por 100.000, apesar de ter uma alta proporção de SRAG não especificada. O estado de São Paulo se destaca como um todo e especificamente para cada um dos tipos de agregação. A Região Metropolitana de São Paulo, com uma taxa de 738 internações por 100.000 é a "anticampeã" entre as RM's.

Sem maiores comentários, a **Tabela 4.10** e a **Figura 4.7** resumem em estatísticas descritivas e visualmente as taxas de internação pela Covid-19 + SRAG não especificada por 100.000 habitantes nessas 75 unidades ecológicas de análise estratificadas pela tipologia de agregação dos municípios.

**Tabela 4.10:** Estatísticas descritivas das taxas de internação para Covid-19 + SRAG não especificada por 100.000 habitantes por tipologia de agregação dos municípios. Brasil, 2020

| Estatísticas descritivas | BRASIL | Tipologia de agregação do município | | |
|---|---|---|---|---|
| | | Capital | Integrante de RM ou RIDE | Município não agregado em RM |
| N | 75 | 27 | 22 | 26 |
| Média | 455,1 | 638,9 | 398,5 | 312,2 |
| Desvio-padrão | 212,8 | 196,9 | 150,3 | 119,1 |
| Mínimo | 109,1 | 285,6 | 150,0 | 109,1 |
| 1º quartil | 307,2 | 500,5 | 301,6 | 196,8 |
| Mediana | 431,2 | 639,3 | 384,1 | 318,9 |
| 3º quartil | 565,8 | 769,4 | 485,2 | 379,5 |
| Máximo | 968,2 | 968,2 | 737,7 | 552,2 |

Voltando-nos agora para apenas aos casos confirmados de Covid-19, a **Tabela 4.11** apresenta as taxas de internação para todas as unidades ecológicas estudadas. Repetindo pela enésima vez, a diferença entre os números das **Tabelas 4.9** e **4.11** se deve às proporções de casos classificados como SRAG não especificada. Dentre as capitais, surgem agora também como destaques Brasília, Rio de Janeiro e Campo Grande. O estado do Maranhão também se destaca bastante em todos os tipos de municípios, mas na direção oposta: considerando apenas os casos confirmados, foi o estado menos atingido. Outros destaques são os agregados de municípios fora das regiões metropolitanas do Amazonas, Rio de Janeiro e São Paulo com as maiores taxas para este tipo de agregação, superiores a 300 internações confirmadas de Covid-19 por 100.000 habitantes.

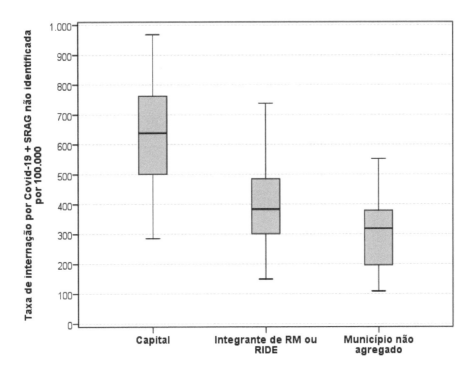

**Figura 4.7:** Taxas de internação para Covid-19 + SRAG não especificada por 100.000 habitantes por tipologia de agregação dos municípios. Brasil, 2020

A síntese estatística apresentada na **Tabela 4.12** e na **Figura 4.8** para as taxas de internação para os casos confirmados de Covid-19 segundo a tipologia de agregação dos municípios segue, no geral, o mesmo padrão das taxas de internação pela Covid-19 incluindo os casos de SRAG não especificada (ver **Tabela 4.10** e **Figura 4.7**). Ou seja, apesar de uma grande variabilidade, são as capitais que apresentam as maiores taxas. Os municípios integrantes de RM's apresentam taxas ligeiramente superiores àqueles municípios não agregados, mas nada muito significativo, até devido à grande variabilidade que também se observa nesses grupos de municípios.

Aproveitando este perfil de agregação dos municípios, o gráfico da **Figura 4.9** ilustra o sub-registro dos casos graves (internação ou óbito) de Covid-19. Observamos uma grande variabilidade na proporção de casos internados por SRAG não especificada, indo de um mínimo de cerca de 7% nos municípios agregados da RM de Macapá a quase 60% nos municípios agregados da RM de Belo Horizonte, reproduzindo o que já havíamos observado pelos estados. Ambos esses valores se caracterizam como *outliers*, bem como as agregações de municípios nas RM's de Manaus, com cerca de 19%, e, no outro extremo, da Grande São Luis, com cerca de 57%. Como já dito anteriormente, a grande variabilidade deste

**Tabela 4.11:** Taxas de internação para os casos confirmados de Covid-19 por 100.000 habitantes por tipologia de agregação dos municípios, segundo as Unidades da Federação. Brasil, 2020

| Unidade da Federação (UF) | Tipologia de agregação dos municípios | | | TOTAL DA UF |
|---|---|---|---|---|
| | Capital | Integrante de RM ou RIDE | Município não agregado em RM | |
| Rondônia | 518 | | 191 | 289 |
| Acre | 252 | | 83 | 161 |
| Amazonas | 444 | 337 | 340 | 395 |
| Roraima | 274 | | 149 | 232 |
| Pará | 316 | 173 | 210 | 224 |
| Amapá | 256 | 161 | 295 | 249 |
| Tocantins | 241 | | 201 | 209 |
| Maranhão | 219 | 64 | 67 | 93 |
| Piauí* | 678 | 165 | 136 | 282 |
| Ceará | 422 | 197 | 203 | 266 |
| Rio Grande do Norte | 377 | 119 | 126 | 188 |
| Paraíba | 467 | 289 | 189 | 257 |
| Pernambuco | 498 | 301 | 169 | 259 |
| Alagoas | 316 | 194 | 153 | 206 |
| Sergipe | 401 | 315 | 200 | 273 |
| Bahia | 329 | 189 | 114 | 161 |
| Minas Gerais | 388 | 219 | 190 | 218 |
| Espírito Santo | 338 | 223 | 100 | 171 |
| Rio de Janeiro | 537 | 320 | 318 | 404 |
| São Paulo | 544 | 438 | 312 | 400 |
| Paraná | 509 | 329 | 216 | 283 |
| Santa Catarina | 252 | 284 | 297 | 292 |
| Rio Grande do Sul | 423 | 295 | 257 | 288 |
| Mato Grosso do Sul | 528 | | 273 | 355 |
| Mato Grosso | 462 | 200 | 217 | 258 |
| Goiás** | 476 | 286 206 | 259 | 297 |
| Distrito Federal | 544 | | | 544 |
| BRASIL | 466 | 303 | 219 | 293 |

*Piauí concentra a RIDE da Grande Teresina com 12 municípios (excluída Teresina) e mais 1 município do MA

**Além da RM de Goiânbia, Goiás concentra a RIDE do Distrito Federal e Entorno com 29 municípios (excluída Brasília) e mais 4 municípios de MG

indicador, como se distribuem e onde se localizam os valores mais elevados, ou os menos, podem ajudar a levantar hipóteses sobre a gravidade da pandemia a serem investigadas em momento mais oportuno.

Para dar algum significado prático a todas estas taxas de internação calculadas, podemos lançar mão mais uma vez das estimativas da PNS de 2019 como boas referências. Segundo nossas apurações a partir dos microdados dessa pesquisa, 6,6% dos brasileiros declararam terem ficado internados em hospital por pelo menos 24 horas nos últimos 12 meses. E a título de curiosidade e comparabilidade, se filtramos àqueles com pelo menos 30 anos e também aos idosos

**Tabela 4.12:** Estatísticas descritivas das taxas de internação para os casos confirmados de Covid-19 por 100.000 habitantes por tipologia de agregação dos municípios. Brasil, 2020

| Estatísticas descritivas | BRASIL | Tipologia de agregação do município |||
|---|---|---|---|---|
| | | Capital | Integrante de RM ou RIDE | Município não agregado em RM |
| N | 75 | 27 | 22 | 26 |
| Média | 287,6 | 407,7 | 241,1 | 202,4 |
| Desvio-padrão | 132,0 | 118,9 | 85,6 | 75,3 |
| Mínimo | 64,2 | 219,4 | 64,2 | 67,4 |
| 1º quartil | 194,4 | 315,7 | 188,7 | 149,4 |
| Mediana | 273,1 | 421,6 | 220,7 | 200,2 |
| 3º quartil | 340,4 | 509,4 | 300,9 | 258,7 |
| Máximo | 678,4 | 678,4 | 437,5 | 340,4 |

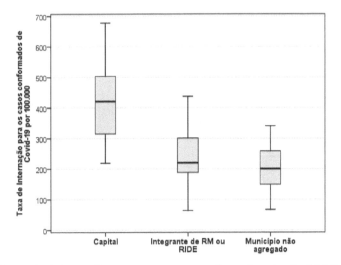

**Figura 4.8:** Taxas de internação para os casos confirmados de Covid-19 por 100.000 habitantes por tipologia de agregação dos municípios. Brasil, 2020

(70 anos ou mais), este número sobe para 7,6% e 12,5%, respectivamente. Isso considerando todas as doenças, agravos ou qualquer outra condição, inclusive gravidez. Convertendo para 100.000, estes números correspondem a 6.600, 7.600 e 12.500 internações ao ano. Lembrando que as taxas brutas de internação foram de 293 ou 489 por 100.000 brasileiros dependendo de consideramos só os casos confirmados ou incluir neles os casos de SRAG não especificada, podemos ter uma primeira noção relativa da carga, em termos assistenciais, como foi a pandemia no Brasil em 2020 (e em 2021 com ainda muitos mais casos!). E se olharmos algumas taxas mais específicas em certa capital ou agregado de municípios, por exemplo, cujos valores podem alcançar quase 1.000 internações por 100.000 brasileiros, podemos imaginar o quão mais grave a pandemia pode atingir um lugar ou outro.

Assim, se a sociedade brasileira por meio de seu já combalido e subfinanciado sistema público de saúde, suplementado pelo seletivo e questionável setor privado, padece para atender minimamente, por 100.000 brasileiros, cerca de 6.600 casos que demandam internação anualmente, como deve ter sido para lidar com um acréscimo de quase 500 casos respiratórios graves? Claro que

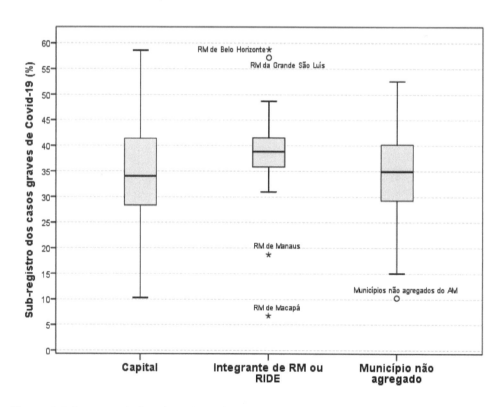

**Figura 4.9:** Percentuais de sub-registro de casos graves (internação ou óbito) por Covid-19, segundo o perfil de agregação dos municípios. Brasil, 2020

estes números são aproximações, talvez até precárias, mas servem para nos dar uma magnitude do problema. E se considerarmos, ainda, a variabilidade com que essas taxas aconteceram, as heterogeneidades regionais na assistência e as desigualdades econômicas brasileiras, somente com competência técnica e muita preparação prévia – eventualmente localizada e mais específica – para uma minimização das graves e previsíveis consequências da pandemia.

Porém, para desespero de toda a nação brasileira, não só não tivemos competência e nem preparação, como ainda tivemos evidências cabais da irresponsabilidade e da insensatez das autoridades públicas. Não foi sem razão, portanto, a CPI da Pandemia instalada pelo Congresso Nacional brasileiro instalada em 27/04/2021 para apurar as ações e omissões do Governo Federal no enfrentamento da Pandemia da Covid-19 no Brasil (ver em https://legis.senado.leg.br/comissoes/comissao?codcol=2441). Daí, portanto, os resultados nefastos que já seriam esperados e que caracterizaremos a seguir, por ora, só para o ano 2020. Se a enorme quantidade de longas e complexas internações já nos apavora, como lidar com a situação onde muitas delas redundaram, ainda por cima, no pior desfecho. E se pensarmos que muitos deles poderiam ter sido evitados, a dor se mistura à indignação.

## 4.2. A mortalidade na pandemia

Caracterizar e mapear as internações que ocorreram por conta da pandemia, como fizemos na seção anterior, mesmo que não tenhamos explorado diversas outras informações importantes disponíveis na base de dados do SIVEP-Gripe – como o uso de UTI, suporte ventilatório, tempos de internação, etc –, já seria um ótimo indicador de quão grave ela foi no Brasil em 2020. Mas é a mortalidade, este evento derradeiro que eventualmente acontece quando não deveria ter acontecido, quando potencialmente poderia ter sido evitado[2], que é o "melhor" indicador. Como a pandemia cursou impiedosa, contar, mapear, sintetizar e analisar os óbitos pela Covid-19 não é nada agradável, mas faz-se necessário e inadiável, dadas as condições da doença e as estratégias tíbias ou equivocadas de enfrentamento que o Brasil vinha adotando desde o início dessa tragédia mundial. E para a além da tragédia, tentar descrever as evidências de um possível genocídio no Brasil não é tarefa livre de emoções e revolta.

Voltando à base de dados do SIVEP-Gripe e segundo os critérios que expusemos para a seleção dos casos, apuramos 289.048 óbitos entre aqueles 1.056.221 casos considerados graves (internados ou óbitos), sendo 210.475 com

---

[2] O conceito de morte evitável é tão complexo quanto necessário, especialmente no caso de uma pandemia. Nesse sentido, a nota técnica desenvolvida por Werneck et al. (2021) traz importante contribuição para entendermos a gravidade da pandemia no Brasil.

confirmação para Covid-19 e os outros 78.573 óbitos registrados como SRAG não especificada.

De imediato, cabe um alerta importante: pelas estatísticas divulgadas em 31 de dezembro de 2020, haviam sido registrados 194.949 óbitos pela Covid-19 no Brasil em 2020, ou seja, 15.526 óbitos a menos do que pudemos apurar na base do SIVEP-Gripe, base de dados do próprio Ministério da Saúde. Como a nossa proposta é apenas mapear e caracterizar quantitativamente o impacto que a pandemia teve em 2020, não temos, por óbvio, nem a pretensão e nem a ousadia de produzir estatísticas oficiais e, muito menos, de corrigir aquelas divulgadas, mesmo que estejamos usando dados oficialmente produzidos, pois estes estão sempre sujeitos a revisões e atualizações e, também, às definições de caso usadas. Porém, parece claro que as estatísticas oficiais estivessem (ou ainda estejam) subestimando, e talvez fortemente, a pandemia no Brasil. É essa, também, uma questão que pretendemos explorar a partir dos dados disponibilizados.

Assim, se a base do SIVEP-Gripe pôde representar os dados oficiais de mortalidade mais detalhados e disponíveis até certo momento da pandemia – antes dos óbitos aparecerem oficialmente no Sistema de Informações de Mortalidade (SIM/DATASUS) –, tivemos contabilizados menos de 93% dos óbitos pela Covid-19, com confirmação, divulgados oficialmente. E isso sem considerar os quase 80.000 óbitos por SRAG não especificada, que, a nosso juízo, e como já dito, a menos que estivéssemos com outra epidemia concorrente, devem ter sido Covid-19. De certo, não são todos, mas que devem ser a imensa maioria, é praticamente uma certeza. Neste contexto, considerá-los, todos, como casos de Covid-19 é a melhor evidência possível para caracterizarmos mais precisamente a gravidade da pandemia no Brasil. Assim, incluindo estes casos como óbitos de fato pela Covid-19 significa dizer que apenas 67,4% do total de óbitos pela Covid-19 foram oficialmente reconhecidos em 2020 como tal. De qualquer forma, assim como fizemos para as internações, adotaremos a estratégia de calcular as taxas de mortalidade pela Covid-19 incluindo ou não os óbitos registrados como SRAG não especificada.

Antes de prosseguirmos com o cálculo das taxas de mortalidade no Brasil a partir dos dados do SIVEP-Gripe e como os óbitos de 2020 já estão disponíveis no SIM, é honesto e inevitável que façamos uma "checagem" entre essas duas bases. Com a pandemia, podemos imaginar a enorme dificuldade adicional, teórica e prática, que os técnicos do Ministério da Saúde responsáveis por estes registros tenham enfrentado (ou ainda enfrentem) para manter a boa qualidade de ambas as bases, com constantes revisões e atualizações dos registros. A **Tabela 4.13** é um extrato dos óbitos que ocorreram no Brasil nos anos de 2018, 2019 e 2020, tal como registrados no SIM a partir de alguns CID's escolhidos por nós, seletiva e supostamente relacionados à Covid-19, após um exame subjetivo das variações dos óbitos entre 2019 e 2020. Incluímos o ano de 2018 apenas para checar se as variações entre 2018 e 2019 seriam, como esperado, não significativas.

**Tabela 4.13:** Óbitos oficialmente registrados no Sistema de Informações sobre Mortalidade (SIM), segundo alguns CID's selecionados. Brasil, 2018-2020

| Categoria CID-10 | | Ano do óbito | | |
| --- | --- | --- | --- | --- |
| | | 2018 | 2019 | 2020 |
| B34 | Doença p/ vírus de localiz NE | 56 | 60 | 213.233 |
| J1 | *Influenza* devido vírus não identificado | 516 | 541 | 989 |
| J12 | Pneumonia viral NCOP | 370 | 375 | 3.690 |
| J22 | Infecções agudas NE das vias aéreas inferiores | 433 | 557 | 724 |
| J80 | Síndrome do desconforto respiratório do adulto | 340 | 327 | 1.073 |
| J96 | Insuficiência respiratória NCOP | 4.784 | 5.153 | 6.549 |
| J98 | Outros transtornos respiratórios | 5.876 | 5.738 | 18.589 |
| R99 | Outras causas mal definidas e NE mortalidade | 43.492 | 48.511 | 58.899 |

Fonte: MS/SVS/CGIAE - Sistema de Informações sobre Mortalidade - SIM

Pela **Tabela 4.13**, podemos fazer três observações fundamentais. A primeira observação, óbvia, foi a opção do Ministério da Saúde em classificar todos os óbitos pela Covid-19 com o CID já existente B34 (Doenças por vírus, de localização não especificada), com um total de 213.233 registros. Uma segunda observação importante, óbvia provavelmente apenas para a gente, foi a opção de praticamente só considerar óbito pela Covid-19 aqueles casos com confirmação: foram registrados apenas 2.758 óbitos a mais do que aqueles 210.475 que apuramos pelo SIVEP-Gripe. Muito provavelmente estes 2.758 óbitos tinham sido classificados como SRAG não especificada na base do SIVEP-Gripe e foram devidamente corrigidos no SIM. Mas, e aqueles outros 70 e poucos mil óbitos classificados como SRAG não especificada? Dissemos anteriormente que seria quase uma certeza que a imensa maioria deles deveria ser Covid-19. Entretanto, considerando a complexa realidade de todo o sistema de saúde naquele ano de 2020, incluindo os registros dos casos, e que o Ministério da Saúde costuma ser mais cioso nos seus registros de óbitos, talvez, o que estamos chamando de sub-registro dos casos de Covid-19 a partir do SIVEP-Gripe esteja superestimado.

Por outro lado, a terceira observação fundamental que podemos fazer dos números da **Tabela 4.13** é a confirmação de que, sim, as estatísticas oficiais estão subestimando a gravidade da pandemia em 2020. E não em pouca coisa! Tomando os anos de 2018 ou 2019 como referência, a única explicação razoável para o "excesso" de óbitos observado em 2020 para os demais CID's da **Tabela 4.13** – mais particularmente o J98 (Outros transtornos respiratórios) – é a Covid-19. Se não foram 70 e poucos mil óbitos a mais pela Covid-19, uma conta grosseira aponta, pelo menos, uns 30 mil óbitos não classificados como Covid-19, quando deveriam ter sido. E isso só considerando os números da **Tabela 4.13**.

Assim, se por um lado, sob a ótica da "correção" dos registros, é prudente a classificação pela Covid-19 somente para aqueles casos com confirmação laboratorial, desconsiderar os casos identificados como SRAG não especificada como Covid-19 seria, no mínimo, senão um mero desperdício científico, uma enorme imprudência política e social. Em síntese, um equívoco histórico.

Voltando, portanto, aos dados de óbitos contabilizados no SIVEP-Gripe, eles conduzem a uma taxa de mortalidade pela Covid-19, no Brasil, em 2020, apenas para os casos com confirmação, de 99,4 por 100.000 brasileiros. Incorporados os casos de SRAG não especificada, a taxa atinge 136,5 por 100.000.[3] Para uma primeira referência da magnitude desses números, pelo SIM, em 2019, o Brasil registrou um total de 1.349.801 óbitos. Considerando que a população brasileira em 2019 era de 210.147.125, a taxa de mortalidade geral no Brasil, para todas as causas, foi de 642,3 por 100.000 habitantes em 2019. Para 2020, o ano já impactado pela Covid-19, pelo SIM, foram registrados um total de 1.556.824 óbitos em 211.755.692 habitantes, conduzindo a uma taxa de 735,2 por 100.000 brasileiros. Ou seja, a mortalidade devido à pandemia no Brasil, em 2020, representou, sozinha, em uma ordem bruta de comparação, cerca de 15% da nossa taxa anual de mortalidade. Números lamentavelmente bem impactantes...

Mas a ideia aqui não é fazer comparações formais, especialmente se elas forem impróprias metodologicamente, como, por exemplo, comparar taxas de mortalidade gerais de diferentes lugares ou contextos sem considerar a estrutura etária deles ou qualquer outro potencial confundidor. Pretendemos apenas produzir estatísticas que dimensionem a gravidade da pandemia e suas características e variabilidades no espaço brasileiro. Porém, relativizá-las ou compará-las mesmo que informalmente a algum outro parâmetro conveniente tomado como referência, deve nos permitir interpretações, comentários e reflexões razoáveis e potencialmente úteis para entendermos o impacto da pandemia.

De qualquer forma, como a idade é uma característica fundamental sempre que nos referimos à mortalidade, um indicador que nos parece ainda mais informativo é a mortalidade prematura, ou seja, aquele indicador de mortalidade restrito à faixa etária de 30 a 69 anos, uma faixa que poderíamos chamar de adultos "maduros" e onde muitas mortes seriam mais potencialmente evitáveis. Dos óbitos com confirmação para Covid-19, 94.944 foram na faixa de 30 a 69 anos e se incluirmos os casos de SRAG não especificada, passamos a um total de 127.791 óbitos nesta faixa. Se consideramos a população em 2020 nesta faixa (N=104.095.519 brasileiros), estes números nos conduzem, respectivamente,

---

[3] Nos antecipando a um eventual leitor mais ávido por estatísticas inferenciais, devemos dizer que as taxas aqui calculadas foram obtidas a partir de todos os casos registrados, de modo que, não havendo variabilidade amostral, não cabe a construção de intervalos de confiança para elas. Este comentário já poderia ter sido feito quando calculamos as taxas de internação.

a uma taxa de mortalidade prematura de 91,2 e de 122,8 por 100.000 adultos "maduros". Tomando a taxa de mortalidade prematura para todas as causas no Brasil em 2019 como uma referência, obtemos uma taxa de 528,1 por 100.000 adultos "maduros" (541.197 óbitos em 2019 para todas as causas em 102.471.302 brasileiros nesta faixa etária). Já para 2020, esta taxa foi de 619,6 para 100.000 brasileiros. Percebe-se nestes números da mortalidade prematura um padrão bem semelhante à mortalidade geral, mas refletindo, talvez, até uma gravidade mais preocupante, já que a observação dominante é de que a pandemia tem se concentrado nos idosos.

Tendo estes valores globais em mente e tomando-os como referências, podemos examinar as taxas de mortalidade geral e prematura município a município. A **Tabela 4.14** apresenta as estatísticas descritivas para os 5.570 municípios brasileiros. Em apenas 281 municípios não houve nenhum óbito pela Covid-19 ou SRAG não especificada, todos com tamanhos populacionais inferiores a 25.000 habitantes, exceto Tarauacá, no Acre, com cerca de 42 mil habitantes. Complementando visualmente as estatísticas da **Tabela 4.14**, a **Figura 4.10** ilustra a distribuição das taxas de mortalidade calculadas. Valores das taxas de mortalidade geral ou prematura pela Covid-19 + SRAG não especificada acima de 220 por 100.000 já seriam considerados elevadamente atípicos nesta distribuição, enquanto que para as taxas com confirmação para Covid-19 este ponto de corte

**Tabela 4.14:** Estatísticas descritivas do percentual de sub-registro dos óbitos por Covid-19 e das taxas de mortalidade geral e prematura (30 a 69 anos) por Covid-19 mais SRAG não especificada e das taxas de mortalidade geral e mortalidade prematura dos casos confirmados de Covid-19 por 100.000 habitantes nos 5.570 municípios. Brasil, 2020

| Estatísticas descritivas | Percentual de sub-registro dos óbitos por Covid-19* | Taxa de mortalidade geral por 100.000 habitantes | | Taxa de mortalidade prematura (30 a 69 anos) por 100.000 habitantes | |
|---|---|---|---|---|---|
| | | Covid-19 + SRAG não esoecificada | Só Covid-19 confirmada | Covid-19 + SRAG não esoecificada | Só Covid-19 confirmada |
| N (municípios) | 5.289 | 5.570 | 5.570 | 5.570 | 5.570 |
| Média | 29,8 | 82,7 | 58,5 | 71,4 | 51,1 |
| Desvio-padrão | 25,6 | 58,3 | 46,0 | 59,0 | 48,9 |
| Mínimo | 0,0 | 0,0 | 0,0 | 0,0 | 0,0 |
| 1º quartil | 10,5 | 39,5 | 25,1 | 28,0 | 10,3 |
| Mediana | 25,6 | 72,9 | 50,2 | 61,6 | 41,8 |
| 3º quartil | 42,9 | 114,2 | 83,2 | 104,3 | 76,3 |
| Máximo | 100,0 | 470,5 | 395,3 | 484,3 | 419,8 |

*281 municípios não tiverem nenhum de seus residentes com registro de óbito por Covid-19 ou SRAG não especificada

seria cerca de 170. Mesmo lembrando das "instabilidades" destas taxas devido ao tamanho de muitos municípios brasileiros, alguns deles se destacam com valores bem altos. No caso da mortalidade prematura, Três Fronteiras (SP) e Charrua (RS), ambas com tamanhos populacionais bem pequenos, fazem com que seus não pouco importantes 15 e 7 óbitos, respectivamente, entre os adultos "maduros", assumam posição de "destaque". Já para as taxas de mortalidade geral, Bálsamo (SP), Santa Salete (SP) e Jacareacanga (PA) são os "destaques". Pode-se imaginar o impacto dos 7 óbitos, só em 2020, 3 com confirmação para Covid-19, nos 1.552 habitantes de Santa Salete... Seria melhor que não, mas, lamentavelmente, muitos outros municípios pequenos brasileiros tiveram histórias fúnebres semelhantes para contar. Ou preferiram nem contar...

Se nos concentramos nos municípios grandes, tal como fizemos para as taxas de internação, a **Tabela 4.15** apresenta os *"top-twenty"* para as taxas de mortalidade geral e prematura. Pelos municípios que se "destacam" e pela magnitude dos números, temos imagens e evidências mais robustas e "estáveis" da nossa tragédia em 2020. Rio de Janeiro e Manaus, por exemplo, protagonizaram situações de assistência caóticas que ficaram mais expostas em janeiro de 2021, sendo, no

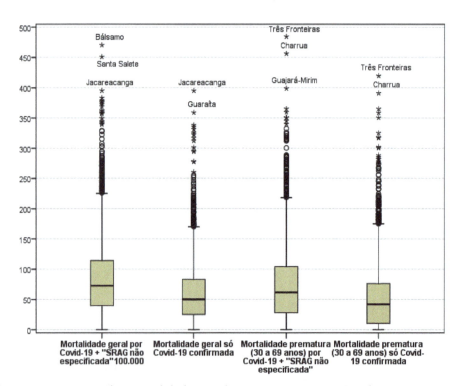

**Figura 4.10:** Taxas de mortalidade geral e prematura por Covid-19 + SRAG não especificada por 100.000 habitantes e apenas para os casos confirmados nos 5.570 municípios brasileiros em 2020

**Tabela 4.15:** Listagens ordenadas dos 20 municípios grandes* com as maiores taxas de mortalidade geral e de mortalidade prematura (30 a 69 anos) por 100.000 habitantes por Covid-19 mais SRAG não especificada. Brasil, 2020

| Taxa de MORTALIDADE GERAL por 100.000 habitantes | | |
| --- | --- | --- |
| Municípios ordenados | Por Covid-19 + SRAG não especificada | Por casos confirmados de Covid-19 |
| 1º São Caetano do Sul (SP) | 357 | 219 |
| 2º São José do Rio Preto (SP) | 344 | 209 |
| 3º Santos (SP) | 328 | 229 |
| 4º Recife (PE) | 304 | 212 |
| 5º Rio de Janeiro (RJ) | 294 | 260 |
| 6º Belém (PA) | 275 | 168 |
| 7º Canoas (RS) | 265 | 155 |
| 8º Itabuna (BA) | 263 | 182 |
| 9º Niterói (RJ) | 261 | 221 |
| 10º Petrópolis (RJ) | 252 | 148 |
| 11º Manaus (AM) | 246 | 182 |
| 12º Cubatão (SP) | 245 | 203 |
| 13º Teresópolis (RJ) | 236 | 170 |
| 14º Catanduva (SP) | 236 | 152 |
| 15º Osasco (SP) | 233 | 149 |
| 16º Barueri (SP) | 233 | 171 |
| 17º Imperatriz (MA) | 232 | 165 |
| 18º Fortaleza (CE) | 231 | 173 |
| 19º Cabo de Santo Agostinho (PE) | 226 | 156 |
| 20º Tubarão (SC) | 224 | 175 |

| Taxa de MORTALIDADE PREMATURA por 100.000 habitantes | | |
| --- | --- | --- |
| Municípios ordenados | Por Covid-19 + SRAG não especificada | Por casos confirmados de Covid-19 |
| 1º Manaus (AM) | 288 | 218 |
| 2º Cubatão (SP) | 275 | 233 |
| 3º Recife (PE) | 262 | 180 |
| 4º São José do Rio Preto (SP) | 253 | 182 |
| 5º Porto Velho (RO) | 251 | 222 |
| 6º Barueri (SP) | 249 | 191 |
| 7º Canoas (RS) | 249 | 139 |
| 8º Belém (PA) | 244 | 151 |
| 9º Fazenda Rio Grande (PR) | 241 | 175 |
| 10º Rio de Janeiro (RJ) | 240 | 213 |
| 11º Itapevi (SP) | 233 | 151 |
| 12º Guarujá (SP) | 231 | 193 |
| 13º Corumbá (MS) | 223 | 209 |
| 14º Guarulhos (SP) | 217 | 142 |
| 15º Imperatriz (MA) | 217 | 157 |
| 16º São Vicente (SP) | 217 | 165 |
| 17º Osasco (SP) | 216 | 143 |
| 18º Teresópolis (RJ) | 214 | 150 |
| 19º Tucuruí (PA) | 213 | 175 |
| 20º Cabo de Santo Agostinho (PE) | 213 | 151 |

*No Brasil, há 326 municípios grandes, isto é, aqueles com pelo menos 100.000 habitantes.

caso de Manaus, até potencialmente criminosa, como fora investigado inclusive pela CPI da Pandemia. Rio de Janeiro foi o 5º colocado quando vemos a taxa de mortalidade geral incluindo os casos de SRAG não especificada, mas o primeiríssimo entre os grandes quando contabilizamos apenas os casos confirmados de Covid-19, com uma taxa de 260/100.000. Com relação à taxa de mortalidade prematura, o Rio de Janeiro também não fez "feio" (ou melhor, fez muito feio!), ocupando a 10ª e a 4ª posição neste triste *ranking*, considerando ou não os casos de SRAG não especificada, respectivamente. Manaus foi o "anticampeão" da taxa de mortalidade prematura pela Covid-19 e "perdeu" (ou "ganhou") duas posições quando analisados somente os casos confirmados. Considerando a faixa etária da mortalidade prematura (30 a 69 anos), além do aspecto humano e familiar, pode-se imaginar o impacto social e econômico em Manaus, em Cubatão, em Recife, em São José do Rio Preto, em Porto Velho, em tudo quanto é lugar, em todos nós...

São Caetano do Sul é um município que mereceria um olhar mais atento. Apesar de ter sido o "líder" na taxa de mortalidade geral, não aparece entre os "top-twenty" pela mortalidade prematura. Ele ocupou a 27ª posição. Claro que listar apenas os 20 "primeiros" é um ponto de corte arbitrário, mas não aparecer entre eles é um caso curioso. Outras cidades que também oscilem bastante neste *ranking* poderiam ser mais investigadas e nos dar *insights* sobre a gravidade da pandemia. Outros comentários poderiam ser derivados imediatamente da **Tabela 4.15**, mas os números, as hierarquizações e as cidades listadas nela já são muito eloquentes sobre a gravidade da pandemia no Brasil em 2020.

Vale mais uma vez lembrar que as diferenças entre as taxas considerando ou não os casos de SRAG não especificada deriva do que estamos chamando de sub-registro dos casos de Covid-19, indicador que temos valorizado, embora não apresentado na **Tabela 4.15** para as cidades "top-twenty". Mas, mais importante do que meramente quantificar o sub-registro da pandemia, ele pode nos dar informações e *insights* sobre os sistemas de saúde e a assistência dispensada à doença. Voltando à **Tabela 4.14**, vimos que o percentual de sub-registro dos óbitos pela Covid-19 variou muito de município para município (1º quartil = 10,5% e 3º quartil = 42,9%), mas, em média, em patamares menores que o sub-registro nas internações. Enquanto que para os óbitos a mediana de sub-registro foi de 25,6% e a média de 29,8%, para as internações foi de 41,4% e 42,8%, respectivamente (ver **Tabela 4.4**).

Entretanto, muitos municípios pequenos por terem tido poucos ou nenhum caso de internação ou óbito pela Covid-19 ou SRAG não especificada tornam este indicador muito "instável", de modo que 0% ou 100%, por exemplo, não seriam números "representativos". Uma representação mais fidedigna deve estar presente nos municípios grandes. A **Figura 4.11** apresenta os percentuais de sub-registro tanto para as internações quanto para os óbitos dos casos de Covid-19 para os 326 municípios brasileiros considerados grandes, aqueles com pelo menos 100.000 habitantes. Agora este potencial indicador da dificuldade de conhecer a gravidade da pandemia parece mais útil e revelador. Como entender ou explicar a enorme variabilidade das proporções de óbitos classificados como SRAG não especificada entre as cidades grandes brasileiras, no meio da pandemia pela Covid-19, variando de 0% a 60%? Araxá, em Minas Gerais, com 45 óbitos com confirmação pela Covid-19, mas com um total de 113 óbitos se incluídos os óbitos classificados como SRAG não especificada é o recordista. No outro polo, em Barretos (SP), todos os seus 159 óbitos tiveram confirmação pela Covid-19, o único município grande com 0% de sub-registro, embora não apareça como um valor discrepante (*outlier*) na **Figura 4.11**.

Quanto ao sub-registro usando os dados de internação, o perfil de variabilidade é o mesmo, mas os valores são maiores, em média, que aqueles obtidos para os óbitos, como já observamos anteriormente. Há também municípios que se destacam "positivamente", como Linhares (ES) e Santana (AP), e outros "negativamente", como Rondonópolis (MT), Umuarama (PR), Itapetininga (SP), Vespasiano (MG) e Barbacena (MG).

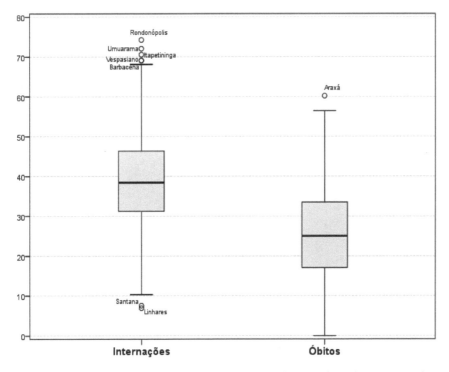

**Figura 4.11:** Percentuais de sub-registro dos casos de Covid-19 (proporção de casos de SRAG não especificada) nas internações e nos óbitos nos 326 municípios grandes (população > 100.000). Brasil, 2020

Talvez ainda mais interessante do que entender o porquê das altas proporções de sub-registros, quer seja pelas internações ou pelos óbitos, ou das enormes variabilidades nas suas distribuições, seria estudar por que esses sub-registros não concordam muito entre si para cada município. Talvez fosse até esperado que o sub-registro nos óbitos tenha sido um pouco menor do que o sub-registro nas internações, bem como uma correlação positiva forte entre elas, mas diferenças grandes entre estes dois indicadores de sub-registro é algo bem curioso e potencialmente revelador.

Nesse sentido, o gráfico de dispersão da **Figura 4.12**, com a identificação nominal de alguns municípios, parece bem mais informativo do que os *boxes-plots* da **Figura 4.11**. A diagonal em vermelho identifica igualdade entre os sub-registros e a imensa maioria dos municípios situando-se abaixo dela ilustra que os sub-registros nos óbitos tendem a ser menores que os sub-registros nas internações. Mas os poucos municípios – 20, mais precisamente – que se situam acima da diagonal, ou seja, com valores de sub-registro por óbitos superiores aos valores por internações, chamam a atenção, pois contrariam o esperado e a maioria dos municípios. Por que, por exemplo, em Teresópolis (RJ), temos cerca de

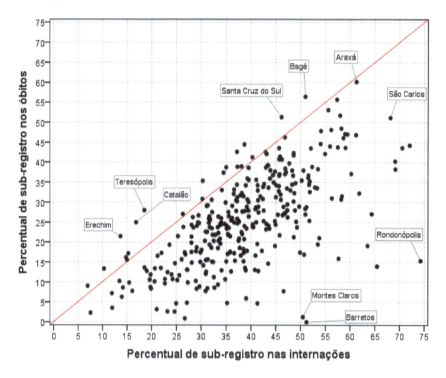

**Figura 4.12:** Diagrama de dispersão dos percentuais de sub-registro dos casos de Covid-19 (proporção de casos de "SRAG não especificada") nas internações e nos óbitos nos 326 municípios grandes brasileiros, 2020

27% dos óbitos classificados como SARG não especificada, enquanto que quando olhamos a classificação pelas internações esta está em torno de 17%? Mas o ponto mesmo mais interessante seria entender as enormes diferenças nesses sub-registros. Rondonópolis (MT), por exemplo, o recordista no sub-registro pelas internações, com quase 75%, apresentou apenas pouco mais de 15% no sub-registro pelos óbitos. Outros municípios emblemáticos foram Montes Claros (MG) e o já citado Barretos (SP). Este último, além de 0% de sub-registro entre os óbitos, apresentou um sub-registro pelas internações de cerca de 51%. Quais recursos ou estratégias os municípios dispunham (ou ainda dispõem) para a identificação dos casos e, com isso, enfrentar eficientemente a pandemia? Como temos tentado deixar claro, a proposta aqui é usar os dados do SIVEP-Gripe muito mais para fazer perguntas ou levantar hipóteses do que propriamente dar respostas sobre o que nefastamente nos castigou em 2020 (e ainda continuou castigando impiedosamente em 2021).

Voltando às taxas de mortalidade, sem maiores observações ou comentários interpretativos de nossa parte, mas permitindo algumas comparações visuais por parte do leitor, as **Figuras 4.13** a **4.16** apresentam como as distribuições das

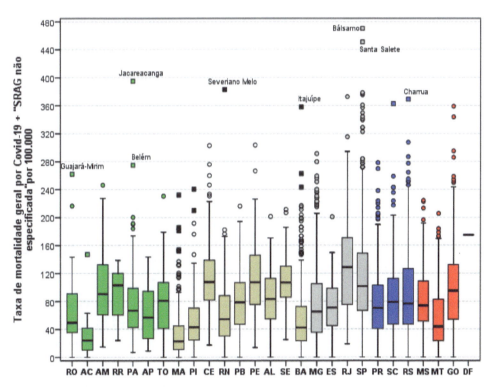

**Figura 4.13:** Taxas de mortalidade geral por Covid-19 + "SRAG não especificada" por 100.000 habitantes dos municípios brasileiros segundo as Unidades da Federação em 2020

taxas de mortalidade geral e prematura, incluindo ou não os casos de SRAG não especificada, variaram dentro de cada uma das nossas Unidades da Federação. As cores das caixas distinguem as grandes regiões brasileiras. Vale apenas localizar Brasília como a pequena barrinha horizontal sob o rótulo "DF" (Distrito Federal). Como já salientado, as Unidades da Federação também foram agentes fundamentais no enfrentamento da pandemia, não somente devido aos aspectos legais e jurisdicionais de uma república federativa, mas, principalmente, pelas articulações políticas-estratégicas e integradoras de seus municípios.

Buscando agora classificar os municípios em estratos de acordo com as taxas de mortalidade aqui usadas a fim de identificar aqueles mais "semelhantes" entre si e encontrar quais valores destas taxas os discriminam mais eficientemente, aplicamos a Análise de *Cluster* com o método *k-means*, tal como fizemos para as taxas de internação. As **Tabelas 4.16** e **4.17** resumem todos os resultados para as taxas de mortalidade geral e prematura, respectivamente. Isto é, podemos ver todas as frequências combinadas das categorizações dos óbitos a partir dos pontos de corte que maximizam a discriminação dos municípios obtidos pela Análise

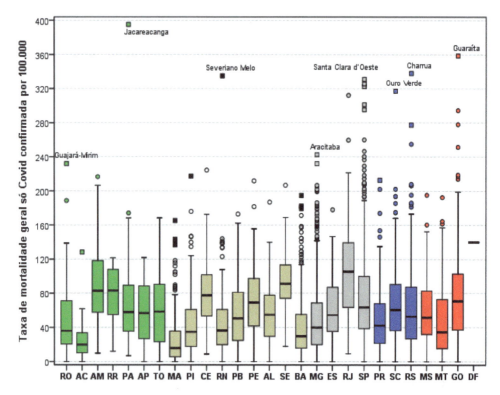

**Figura 4.14:** Taxas de mortalidade geral por Covid-19 confirmada por 100.000 habitantes dos municípios brasileiros segundo as Unidades da Federação em 2020

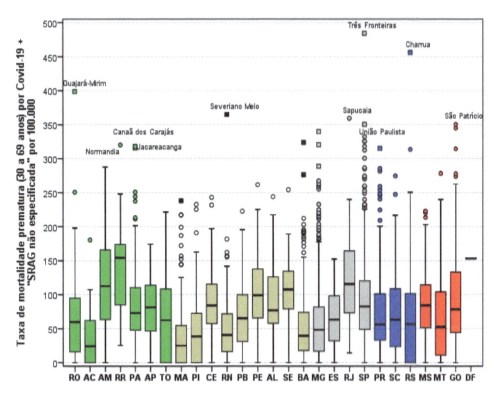

**Figura 4.15:** Taxas de mortalidade prematura (30 a 69 anos) por Covid-19 + "SRAG não especificada" por 100.000 habitantes dos municípios brasileiros segundo as UF's em 2020

de *Cluster* para 4 grupos quando houve confirmação para a Covid-19 e quando incluímos os óbitos por SRAG não especificada.

Fazendo mais uma digressão interpretativa, convém mencionar que tais estratos, bem como seus pontos de corte, foram obtidos por critérios estritamente estatísticos, não significando que aqueles municípios, mesmo que classificados no estrato com as taxas mais baixas, não tenham sofrido imensamente com a pandemia em termos de internações ou mortes. Além disso, municípios com taxas bem diferentes podem ter sido classificados no mesmo estrato e, por isso, serem considerados "iguais". Assim, a frieza tipicamente presente em categorizações estatísticas a partir destes números nos diria, por exemplo, que determinado município com uma taxa de mortalidade geral de 112/100.000 estaria na "mesma" condição que um outro com uma taxa de 186/100.000, pois ambos foram classificados no terceiro estrato (**Tabela 4.16**). Este é um "preço" que pagamos por classificar a partir de variáveis numéricas, de modo que tal opção só compensa se ganharmos em temos de interpretação ou simplicidade.

Dito isso, de particular gravidade foram os 290 municípios com taxas de mortalidade geral superiores a 188 por 100.000 habitantes, aquele estrato de

## A Gravidade da Pandemia no Brasil

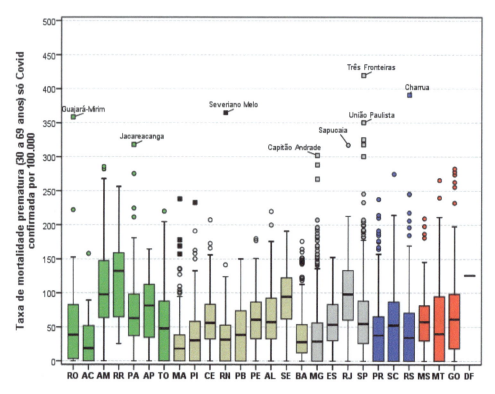

**Figura 4.16:** Taxas de mortalidade prematura (30 a 69 anos) por Covid-19 confirmada por 100.000 habitantes dos municípios brasileiros segundo as UF's em 2020

municípios que, relativamente às suas populações, mais penou na pandemia. Ou, se quisermos olhar apenas para os óbitos com confirmação para a Covid-19, estaríamos falando dos 215 municípios com taxas de mortalidade geral superiores a 151/100.000. Ou, ainda, se quisermos combinar estas duas condições e elencar os municípios efetivamente mais "castigados", independentemente de considerarmos os óbitos por SRAG não especificada como Covid-19 ou não, estaríamos nos restringindo a 161 municípios, os "anticampeões" da tragédia brasileira de 2020.

Se mudarmos o indicador de mortalidade geral para mortalidade prematura (**Tabela 4.17**), o mesmo tipo de reflexão e interpretação, mas com números (pontos de corte e frequências) ligeiramente diferentes, nos levaria a 127 municípios brasileiros como os "anticampeões", muitos deles certamente coincidentes com os 161 identificados na **Tabela 4.16**. Diversos outros comentários e reflexões sobre os números das **Tabela 4.16** e **4.17** seriam possíveis e interessantes, identificando e "hierarquizando" cidades e refletindo sobre seus sistemas de saúde e o porquê de tantos casos de SRAG não especificada e sua variabilidade.

Entretanto, se estamos falando da mortalidade em plena pandemia, nos parece bem mais relevante nos concentrarmos nos resultados da **Tabela 4.18**,

**Tabela 4.16:** Municípios brasileiros segundo categorizações* das taxas de mortalidade geral por Covid-19 considerando só os casos confirmados e incluindo os casos de "SRAG não especificada". Brasil, 2020

| Municípios pela taxa de mortalidade geral para Covid-19 (confirmados + "SRAG não especificada") | TOTAL (%) | Municípios pela taxa de mortalidade geral apenas para os casos confirmados de Covid-19 | | | |
|---|---|---|---|---|---|
| | | 0 a 39 por 100 mil habitantes | 40 a 85 por 100 mil habitantes | 86 a 150 por 100 mil habitantes | 151 ou mais por 100 mil habitantes |
| 0 a 54/100 mil hab. | 1.996 (35,8) | 1.792 | 204 | 0 | 0 |
| 55 a 110/100 mil hab. | 2.089 (37,5) | 427 | 1.487 | 175 | 0 |
| 111 a 187/100 mil hab. | 1.195 (21,5) | 29 | 303 | 809 | 54 |
| 188 ou mais /100 mil hab. | 290 (5,2) | 2 | 17 | 110 | 161 |
| TOTAL (%) | 5.570 (100,0) | 2.250 (40,4) | 2.011 (36,1) | 1.094 (19,6) | 215 (3,9) |

*Categorizações obtidas a partir de uma Análise de Cluster com o k-means para 4 grupos

**Tabela 4.17:** Municípios brasileiros segundo categorizações* das taxas de mortalidade prematura (30 a 69 anos) por Covid-19 considerando só os casos confirmados e incluindo os casos de "SRAG não especificada". Brasil, 2020

| Municípios pela taxa de mortalidade prematura para Covid-19 (confirmados + "SRAG não especificada") | TOTAL (%) | Municípios pela taxa de mortalidade prematura apenas para os casos confirmados de Covid-19 | | | |
|---|---|---|---|---|---|
| | | 0 a 32 por 100 mil habitantes | 33 a 85 por 100 mil habitantes | 86 a 166 por 100 mil habitantes | 167 ou mais por 100 mil habitantes |
| 0 a 37/100 mil hab. | 1.788 (32,1) | 1.698 | 90 | 0 | 0 |
| 38 a 93/100 mil hab. | 2.073 (37,2) | 577 | 1.442 | 54 | 0 |
| 94 a 166/100 mil hab. | 1.326 (23,8) | 67 | 511 | 748 | 0 |
| 167 ou mais/100 mil hab. | 383 (6,9) | 8 | 23 | 225 | 127 |
| TOTAL (%) | 5.570 (100,0) | 2.350 (42,2) | 2.066 (37,1) | 1.027 (18,4) | 127 (2,3) |

*Categorizações obtidas a partir de uma Análise de *Cluster* com o k-means para 4 grupos

que examina conjuntamente as taxas de mortalidade geral e prematura para todos os óbitos, e ignorar, por ora, esta distinção se houve ou não confirmação para a Covid-19. Espera-se, claro, uma forte correlação entre essas duas taxas[4], mas vale a pena explorar a possibilidade de haver municípios com valores altos para uma e não para outra, e vice-versa, usando os pontos de cortes obtidos para categorizá-las, além de identificar, principalmente, aqueles com valores altos para ambas, representando, potencialmente, os municípios mais penalizados. Ou seja, os municípios que amargaram ainda mais duramente as piores consequências da pandemia, tanto para a população geral, quanto para a população de 30 a 69 anos:

---

[4] De fato, o coeficiente de correlação de *Spearman* para todos os 5.570 municípios é igual a 0,792

os municípios duplamente desafortunados. A **Tabela 4.18** registra exatamente essas frequências e possibilidades.

Já citamos que são 290 municípios no estrato com as maiores taxas para a mortalidade geral (taxas de pelo menos 188/100.000). Para a mortalidade prematura, esse estrato apresentou 383 municípios, com taxas superiores a 167/100.000. Podemos ver, também, pela **Tabela 4.18**, que são 176 municípios compondo simultaneamente esses dois estratos. E esse estrato pode estar simbolizando o efeito mais dramático da pandemia. Se já é bem observado que a pandemia, no geral, tem atingido os mais idosos, se atingiu, em determinadas cidades, simultânea e cumulativamente, os adultos "maduros", significa que teremos nessas cidades uma geração não só de órfãos de avôs, mas, ainda mais terrivelmente, também de pais.

**Tabela 4.18:** Municípios brasileiros segundo categorizações* das taxas de mortalidade geral e prematura (30 a 69 anos) por Covid-19 (casos confirmados mais os casos de SRAG não especificada). Brasil, 2020

| Municípios pela taxa de mortalidade prematura (30 a 69 anos) para Covid-19 (confirmados + SRAG não especificada) | TOTAL (%) | Municípios pela taxa de mortalidade geral para Covid-19 (confirmados + SRAG não especificada) | | | |
|---|---|---|---|---|---|
| | | 0 a 54 por 100 mil habitantes | 55 a 110 por 100 mil habitantes | 111 a 187 por 100 mil habitantes | 188 ou mais por 100 mil habitantes |
| 0 a 37/100 mil hab. | 1.788 (32,1) | 1.386 | 342 | 50 | 10 |
| 38 a 93/100 mil hab. | 2.073 (37,2) | 587 | 1.204 | 259 | 23 |
| 94 a 166/100 mil hab. | 1.326 (23,8) | 23 | 525 | 697 | 81 |
| 167 ou mais/100 mil hab. | 383 (6,9) | 0 | 18 | 189 | 176 |
| TOTAL (%) | 5.570 (100,0) | 1.996 (35,8) | 2.089 (37,5) | 1.195 (21,5) | 290 (5,2) |

*Categorizações obtidas a partir de uma Análise de *Cluster* com o k-means para 4 grupos

Examinemos rapidamente o perfil destes 176 municípios, apenas 3,2% dos 5.570 municípios brasileiros. A **Tabela 4.19** apresenta sua distribuição em termos de urbanicidade e tamanhos populacionais. São quase 44 milhões de brasileiros, cerca de 20% do nosso total populacional, vivendo nestes municípios mais atingidos. Apesar de eles serem mais tipicamente municípios pequenos, o impacto populacional se concentra nos 41 municípios grandes, especialmente nos 25 integrantes de regiões metropolitanas. Quase todos os municípios nominados na **Tabela 4.15**, os "*top-twenty*", pertencem a este estrato mais desafortunado. Vinte e oito dos municípios lá listados pertencem a este grupo e outros 4, não. Vale explicar o porquê desses 4 municípios não terem sido incluídos, refletindo o problema citado anteriormente de classificar unidades de análise a partir de uma variável numérica. Niterói (RJ) e Catanduva (SP), ambos municípios grandes, sendo

**Tabela 4.19:** Quantitativos de municípios e população dentre os 176 municípios* brasileiros com as maiores taxas de mortalidade geral e prematura (30 a 69 anos) por Covid-19 (casos confirmados mais SRAG não especificada), segundo o tamanho do município e agregação à RM ou RIDE. Brasil, 2020

| Tamanho do município | Agregação | Municípios | | População | |
|---|---|---|---|---|---|
| | | N | % | N | % |
| GRANDE | RM (ou RIDE) | 25 | 14,2 | 36.016.084 | 82,1 |
| | Não agregado | 16 | 9,1 | 5.836.902 | 13,3 |
| | TOTAL | 41 | 23,3 | 41.852.986 | 95,4 |
| MÉDIO | RM (ou RIDE) | 5 | 2,8 | 361.708 | 0,8 |
| | Não agregado | 15 | 8,5 | 526.355 | 1,2 |
| | TOTAL | 20 | 11,4 | 888.063 | 2,0 |
| PEQUENO | RM (ou RIDE) | 6 | 3,4 | 143.819 | 0,3 |
| | Não agregado | 109 | 61,9 | 1.003.939 | 2,3 |
| | TOTAL | 115 | 65,3 | 1.147.758 | 2,6 |
| BRASIL | | 176 | 100,0 | 43.888.807 | 100,0 |

*Identificados por categorizações a partir de uma Análise de *Cluster* pelo método k-means das taxas de mortalidade geral e prematura juntando os casos de SRAG não especificada aos casos de Covid-19 confirmada

que Niterói tem mais de 500.000 habitantes, não entraram porque não foram classificados no quarto estrato pelas taxas de mortalidade prematura, mas apenas pela mortalidade geral. Eles foram classificados no terceiro estrato, mas com taxas bem próximas ao ponto de corte para entrar no quarto. Fazenda Rio Grande (PR) e Tucuruí (PA), ambos também grandes, mas com populações pouco maiores do que 100.000 habitantes, seguiram a mesma lógica de Niterói e Catanduva, mas substituindo a mortalidade prematura por mortalidade geral e a geral por prematura.

Uma mensagem aqui é que o quantitativo de 176 municípios – e a identificação de quaisquer características derivadas deles e que poderiam produzir estatísticas e informações úteis – é apenas uma "aproximação", havendo sempre certa "arbitrariedade" metodológica, embora obtida por um critério estatístico muito bem definido. Niterói, Catanduva, Fazenda Rio Grande e Tucuruí, entre outros com taxas de mortalidade semelhantes, poderiam perfeitamente "pertencer" ao grupo dos duplamente desafortunados, bastando apenas que abaixássemos um pouco o ponto de corte ou se mudássemos o critério classificatório.

Voltando às frequências da **Tabela 4.18**, além dos 176 municípios identificados como duplamente desafortunados, outros subgrupos de municípios, se mais explorados, poderiam contribuir para um melhor entendimento da gravidade da pandemia. Por exemplo, quais são os outros 207 municípios (18 + 189) que estão no estrato mais elevado da taxa de mortalidade prematura (aqueles com valores de pelo menos 167/100.000), mas estão nos segundo e terceiro estratos da mortalidade geral (taxas de mortalidade geral entre 55 e 187/100.000)? Ou seja, quais os municípios brasileiros que mesmo que não tenham tido as maiores taxas de mortalidade geral, perderam muitos habitantes na faixa de 30 a 69 anos. Para não entrarmos em muitos detalhes, podemos dizer que desses 207, 33 são municípios grandes, com destaque para duas capitais (Maceió e Rio Branco) e vários municípios da região metropolitana de São Paulo.

Partindo agora para o mapeamento das taxas de mortalidade geral e prematura nos municípios, as **Figuras 4.17** e **4.18** ilustram bem como a mortalidade pela Covid-19 se espalhou pelo Brasil e quão grave ela foi em 2020. Como dito anteriormente, em se tratando do pior desfecho, em meio à pandemia, pouco deve importar se houve ou não confirmação para a Covid-19, de modo que estamos apresentando apenas as taxas de mortalidade considerando os casos de SRAG

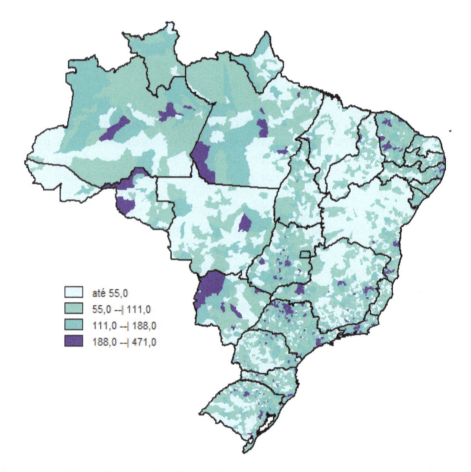

**Figura 4.17:** Taxas de mortalidade geral pela Covid-19 + SRAG não especificada por 100.000 nos municípios. Brasil, 2020.

não especificado como casos de Covid-19. Do contrário, só estaríamos contribuindo para mitigar injustificadamente os reais efeitos da pandemia. De qualquer forma, se necessário, podemos fazer uso do indicador que explica e intermedeia bem esta inclusão ou não, que é a proporção de óbitos que foram classificados como SRAG não especificado.

Usando os mesmos pontos de corte anteriores para estratificar os municípios em 4 grupos quanto à sua gravidade, pode-se visualizar os municípios do estado de São Paulo – mais em particular na sua região noroeste, repetindo o já observado para as internações – como o mais atingido em termos de mortalidade geral. No outro extremo, os municípios do estado do Maranhão e do Acre aparecem com as menores taxas (**Figura 4.17**). Quando examinamos as taxas de mortalidade prematura (**Figura 4.18**), os municípios da região Norte, particularmente dos estados do Amazonas e do Pará, é que se "destacam" com as mais elevadas

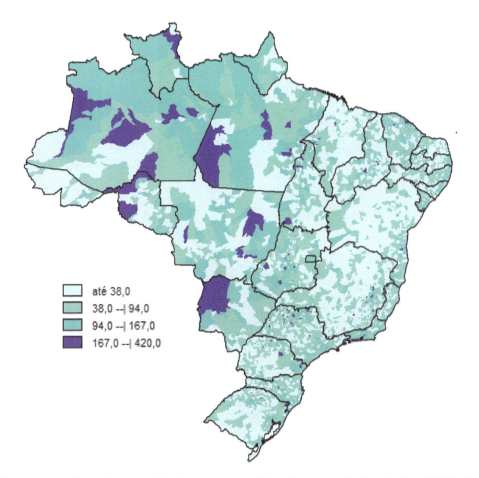

**Figura 4.18:** Taxas de mortalidade prematura (30 a 69 anos) pela Covid-19 + SRAG não especificada por 100.000 nos municípios. Brasil, 2020.

taxas entre os adultos "maduros". Além da tragédia humana, isto sugere um problema ainda mais grave social e economicamente falando, pois esta é a região que já observamos ser a mais jovem, com as menores proporções de idosos (ver a **Tabela 2.4**).

Aproveitando o ensejo de estarmos nos referindo aos estados e antes de entrarmos nas estatísticas de mortalidade pela tipologia de agregação dos municípios, as **Figuras 4.19** e **4.20**, sem muitos comentários interpretativos, complementam visualmente as análises das taxas de mortalidade segundo as Unidades da Federação. Usamos agora, entretanto, o critério dos tercis para estratificar as taxas de mortalidade, de modo que temos 9 UF's em cada grupo. Em termos

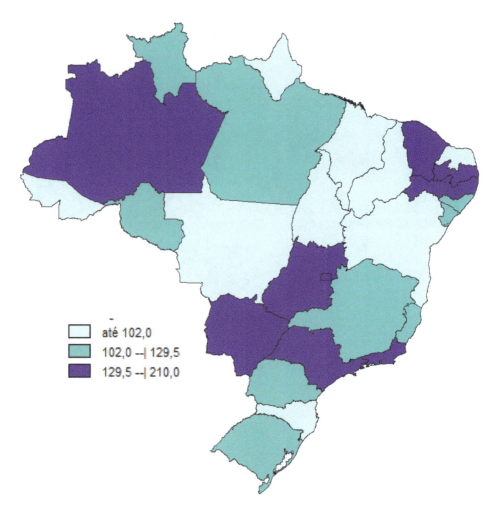

**Figura 4.19:** Taxas de mortalidade geral pela Covid-19 + SRAG não especificada por 100.000, segundo as Unidades da Federação. Brasil, 2020.

gerais e visuais, os comentários anteriores feitos para os mapas das **Figuras 4.17** e **4.18** se aplicam aos mapas das **Figuras 4.19** e **4.20**.

E, como estamos calculando apenas as taxas de mortalidade geral e prematura considerando os casos de SRAG não especificada como Covid-19, o mapa da **Figura 4.21** ilustra a distribuição do sub-registro do total de óbitos pela Covid-19 pelas Unidades da Federação, tal como já fizemos para a taxa de internação (ver **Figura 4.6**). Mesmo que com pontos de cortes diferentes, os mapas das sub-registros das internações e dos óbitos (**Figuras 4.6** e **4.19**) seguem, no geral, o mesmo padrão, com poucos estados mudando de terços, à exceção do Tocantins, que se localiza no terço menor para os óbitos e no terço maior para as internações.

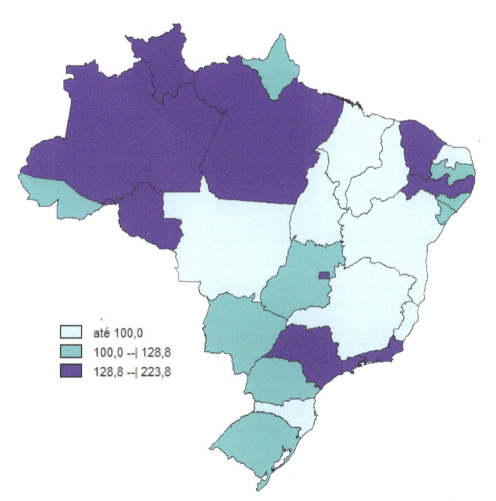

**Figura 4.20:** Taxas de mortalidade prematura (30 a 69 anos) pela Covid-19 + SRAG não especificada por 100.000, segundo as Unidades da Federação. Brasil, 2020.

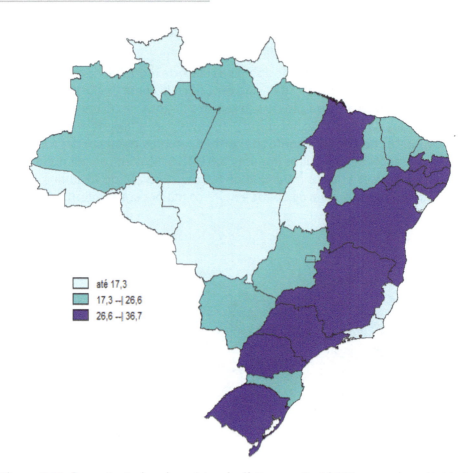

**Figura 4.21:** Percentuais de sub-registro de óbitos por Covid-19*, segundo as Unidades da Federação. Brasil, 2020

Olhando simultaneamente as **Figuras 4.21**, **4.22** e **4.23**, alguns estados chamam mais a atenção, como Maranhão e Bahia, que embora estejam no terço com as menores taxas de mortalidade geral e prematura, estão no terço maior no indicador de sub-registro. O estado do Rio de Janeiro faz o caminho contrário: está no terço com as maiores taxas de mortalidade geral e prematura, mas no terço menor para o sub-registro. Não dá para saber o que isso significou concretamente em termos do diagnóstico e da assistência aos casos de Covid-19 sem maiores investigações específicas, mas nos parece um ponto interessante a ser explorado em algum momento. O fato é que a grande proporção de casos classificados como SRAG não especificada, quer seja pelas internações, quer seja pelos óbitos, bem como a sua grande variabilidade entre cidades ou estados, deve ter tido muito "significado" no mapeamento da gravidade da pandemia no Brasil em 2020.

Partindo agora para as 75 unidades ecológicas, a **Tabela 4.20** apresenta as taxas de mortalidade geral pela Covid-19 (incluídos os óbitos por SRAG não especificada) para todas elas. Mais uma vez, as taxas per se já são bem representativas de seus agregados populacionais, mas de forma resumida, a **Tabela 4.21** e a **Figura 4.24** ilustram o "perfil" delas no Brasil em 2020. Fica bem clara a ideia de que os centros urbanos foram os mais atingidos, havendo, inclusive, um gradiente bem marcante, presente até em cada Unidade da Federação: as capitais em primeiro lugar, depois os municípios das RM's e depois os municípios isolados. Em termos da magnitude das taxas em si, considerando que para o Brasil como um todo o valor foi de 137/100.000, que já não é pouca coisa, algumas capitais superam, em muito, esta triste estatística. Recife é a nossa "anticampeã", com uma lamentabilíssima taxa de 304 óbitos pela Covid-19 + SRAG não especificada por 100.000 recifenses. Já tínhamos informado este valor quando listamos as "*top-twenty*", e Recife ocupava o 4º lugar" (ver **Tabela 4.15**).

Examinando agora as taxas de mortalidade prematura (**Tabela 4.22**), observamos, praticamente, o mesmo padrão da mortalidade geral, o que é mais apavorante, dado o maior potencial de corrosividade social deste indicador. Se óbitos entre 30 e 69 anos já não são esperados ou potencialmente mais evitáveis, o que esperar se eles acontecem ou são "produzidos" em larga escala? Como já sinalizado, uma geração sem pais... Uma geração potencialmente mais vulnerável social e economicamente se avizinha...

Mais uma vez, as estatísticas da **Tabela 4.22** "falam" por si, mas a **Tabela 4.23** e a **Figura 4.23** nos ajudam na análise e na síntese. Comparativamente às taxas de mortalidade geral, talvez a única diferença se concentre nas capitais, com taxas de mortalidade prematura ligeiramente mais baixas e também menos variabilidade. Algumas capitais apresentam taxas de mortalidade prematura mais discrepantes em relação a sua distribuição. Manaus, Recife, Porto Velho Belém e Rio de Janeiro se destacam com valores mais altos, enquanto que, do outro lado, Florianópolis se destaca por apresentar a menor taxa.

Como já observado, se esperava uma correlação forte entre as taxas de mortalidade geral e prematura, tendo ela sido já até calculada em 0,792 para os 5.570 municípios, mas não uma concordância entre elas. Portanto, apesar de correlacionadas e não imediatamente comparáveis entre si, suas magnitudes podem expressar condições e contextos diferentes ou complementares, de modo que vale explorá-las conjuntamente, pelo menos para estas 75 unidades ecológicas, buscando algum "*insight*". O diagrama de dispersão da **Figura 4.24** ilustra a distribuição conjunta delas. A diagonal do gráfico indica "igualdade" entre as taxas. Pontos acima dela indicam unidades ecológicas com taxas de mortalidade "maiores" que as taxas prematuras e, abaixo, o contrário, ou seja, taxas de mortalidade prematura "maiores". Observa-se que nas capitais há uma clara tendência para as taxas de mortalidade serem "maiores" do que as taxas de mortalidade prematura, embora haja exemplos importantes do contrário, como Manaus e Porto Velho. Rio de Janeiro parece ser a cidade que mais "distancia" as taxas.

# A Gravidade da Pandemia no Brasil

**Tabela 4.20:** Taxas de mortalidade geral para Covid-19 + SRAG não especificada por 100.000 habitantes por tipologia de agregação dos municípios, segundo as Unidades da Federação. Brasil, 2020

| Unidade da Federação (UF) | Tipologia de agregação dos municípios | | | TOTAL DA UF |
|---|---|---|---|---|
| | Capital | Integrante de RM ou RIDE | Município não agregado em RM | |
| Rondônia | 217 | | 85 | 124 |
| Acre | 147 | | 30 | 84 |
| Amazonas | 246 | 136 | 102 | 182 |
| Roraima | 136 | | 91 | 121 |
| Pará | 275 | 123 | 88 | 124 |
| Amapá | 118 | 54 | 78 | 98 |
| Tocantins | 85 | | 97 | 95 |
| Maranhão | 152 | 60 | 51 | 68 |
| Piauí* | 192 | 82 | 59 | 95 |
| Ceará | 231 | 129 | 128 | 158 |
| Rio Grande do Norte | 182 | 69 | 74 | 100 |
| Paraíba | 216 | 160 | 102 | 132 |
| Pernambuco | 304 | 189 | 116 | 167 |
| Alagoas | 171 | 127 | 91 | 118 |
| Sergipe | 159 | 146 | 111 | 129 |
| Bahia | 168 | 91 | 65 | 87 |
| Minas Gerais | 172 | 117 | 93 | 106 |
| Espírito Santo | 201 | 141 | 72 | 111 |
| Rio de Janeiro | 294 | 164 | 145 | 210 |
| São Paulo | 210 | 187 | 134 | 165 |
| Paraná | 204 | 132 | 95 | 119 |
| Santa Catarina | 103 | 97 | 103 | 102 |
| Rio Grande do Sul | 187 | 165 | 100 | 128 |
| Mato Grosso do Sul | 191 | | 101 | 130 |
| Mato Grosso | 146 | 82 | 65 | 81 |
| Goiás** | 208 | 150 94 | 118 | 138 |
| Distrito Federal | 175 | | | 175 |
| BRASIL | 213 | 149 | 101 | 137 |

*Piauí concentra a RIDE da Grande Teresina com 12 municípios (excluída Teresina) e mais 1 município do MA

**Além da RM de Goiânia, Goiás concentra a RIDE do Distrito Federal e Entorno com 29 municípios (excluída Brasília) e mais 4 municípios de MG

**Tabela 4.21:** Estatísticas descritivas das taxas de mortalidade geral pela Covid-19 + SRAG não especificada por 100.000 habitantes por tipologia de agregação dos municípios. Brasil, 2020

| Estatísticas descritivas | BRASIL | Tipologia de agregação do município |||
|---|---|---|---|---|
| | | Capital | Integrante de RM ou RIDE | Município não agregado em RM |
| N | 75 | 27 | 22 | 26 |
| Média | 135,6 | 188,4 | 122,5 | 91,9 |
| Desvio-padrão | 58,3 | 52,9 | 39,5 | 26,2 |
| Mínimo | 29,5 | 84,6 | 54,4 | 29,5 |
| 1º quartil | 91,4 | 152,0 | 91,4 | 74,1 |
| Mediana | 128,0 | 187,3 | 127,8 | 93,7 |
| 3º quartil | 172,3 | 216,3 | 150,4 | 102,5 |
| Máximo | 303,6 | 303,6 | 188,7 | 145,1 |

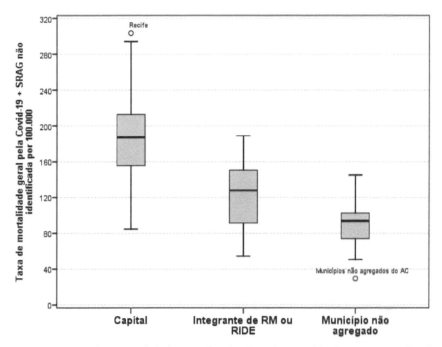

**Figura 4.22:** Taxas de mortalidade geral pela Covid-19 + SRAG não especificada por 100.000 habitantes por tipologia de agregação dos municípios. Brasil, 2020

**Tabela 4.22:** Taxas de mortalidade prematura (30 a 69 anos) para Covid-19 + SRAG não especificada por 100.000 habitantes por tipologia de agregação dos municípios, segundo as Unidades da Federação. Brasil, 2020

| Unidade da Federação (UF) | Tipologia de agregação dos municípios | | | TOTAL DA UF |
|---|---|---|---|---|
| | Capital | Integrante de RM ou RIDE | Município não agregado em RM | |
| Rondônia | 251 | | 94 | 141 |
| Acre | 180 | | 39 | 110 |
| Amazonas | 288 | 165 | 123 | 224 |
| Roraima | 161 | | 131 | 152 |
| Pará | 244 | 134 | 101 | 135 |
| Amapá | 147 | 77 | 104 | 126 |
| Tocantins | 101 | . | 95 | 96 |
| Maranhão | 145 | 69 | 53 | 72 |
| Piauí* | 157 | 74 | 55 | 84 |
| Ceará | 193 | 119 | 98 | 131 |
| Rio Grande do Norte | 142 | 71 | 63 | 86 |
| Paraíba | 182 | 164 | 88 | 117 |
| Pernambuco | 262 | 178 | 108 | 156 |
| Alagoas | 173 | 162 | 99 | 128 |
| Sergipe | 145 | 171 | 109 | 128 |
| Bahia | 141 | 94 | 61 | 80 |
| Minas Gerais | 118 | 103 | 72 | 83 |
| Espírito Santo | 148 | 134 | 65 | 100 |
| Rio de Janeiro | 240 | 156 | 131 | 183 |
| São Paulo | 171 | 183 | 111 | 142 |
| Paraná | 163 | 145 | 82 | 105 |
| Santa Catarina | 63 | 80 | 91 | 87 |
| Rio Grande do Sul | 126 | 158 | 75 | 102 |
| Mato Grosso do Sul | 169 | | 102 | 125 |
| Mato Grosso | 152 | 94 | 77 | 93 |
| Goiás** | 175 | 155 102 | 105 | 129 |
| Distrito Federal | 153 | | | 153 |
| BRASIL | 181 | 147 | 89 | 123 |

*Piauí concentra a RIDE da Grande Teresina com 12 municípios (excluída Teresina) e mais 1 município do MA

**Além da RM de Goiânia, Goiás concentra a RIDE do Distrito Federal e Entorno com 29 municípios (excluída Brasília) e mais 4 municípios de MG

**Tabela 4.23:** Estatísticas descritivas das taxas de mortalidade prematura (30 a 69 anos) pela Covid-19 + SRAG não especificada por 100.000 habitantes por tipologia de agregação dos municípios. Brasil, 2020

| Estatísticas descritivas | BRASIL | Tipologia de agregação do município |||
|---|---|---|---|---|
| | | Capital | Integrante de RM ou RIDE | Município não agregado em RM |
| N | 75 | 27 | 22 | 26 |
| Média | 129,4 | 170,0 | 126,6 | 89,7 |
| Desvio-padrão | 51,8 | 50,2 | 39,2 | 24,3 |
| Mínimo | 38,7 | 63,4 | 69,0 | 38,7 |
| 1º quartil | 93,6 | 144,9 | 93,6 | 71,9 |
| Mediana | 126,3 | 160,9 | 133,9 | 94,4 |
| 3º quartil | 162,0 | 182,3 | 162,0 | 105,2 |
| Máximo | 287,8 | 287,8 | 182,7 | 131,2 |

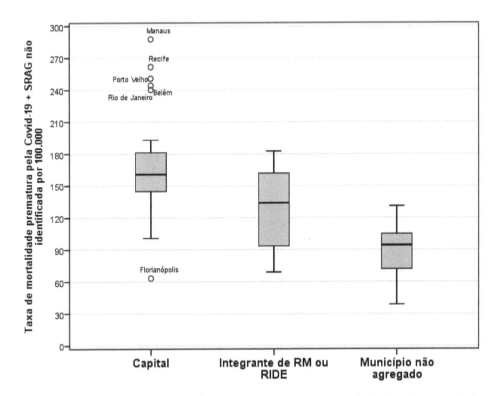

**Figura 4.23:** Taxas de mortalidade prematura (30 a 69 anos) pela Covid-19 + SRAG não especificada por 100.000 habitantes por tipologia de agregação dos municípios. Brasil, 2020

A Gravidade da Pandemia no Brasil

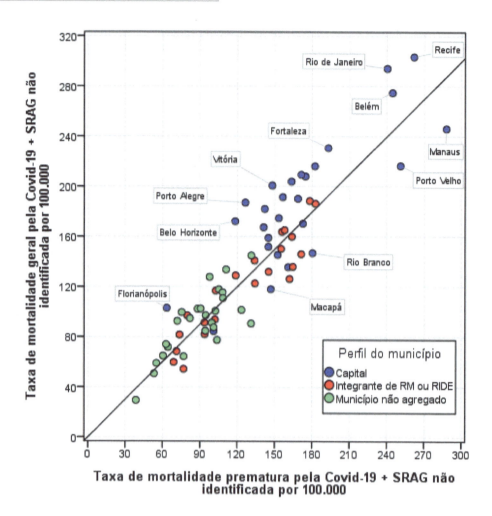

**Figura 4.24:** Diagrama de dispersão das taxas de mortalidade e prematura (30 a 69 anos) pela Covid-19 + SRAG não especificada para as 75 unidades ecológicas de agregação municipal. Brasil, 2020

Diversas outras ideias e reflexões poderiam ainda ser exploradas usando as frequências dos óbitos pela Covid-19 para o cálculo de taxas de mortalidade populacionais, buscando identificar padrões e perfis que contribuíssem para caracterizar a gravidade da pandemia no Brasil em 2020. Assim, o cálculo de taxas de mortalidade mais específicas, por sexo ou cor/raça, por exemplo, ou outras estratificações espaciais, poderiam ajudar neste mapeamento. Mas estas questões mais específicas podem ser exploradas em um segundo momento. De qualquer forma, a seguir exploraremos a letalidade dos casos graves da Covid-19, ou seja, aquela mortalidade relativizada aos doentes graves (hospitalizados ou óbitos diretos) e não à população em geral.

## 4.3. A letalidade dos casos graves de Covid-19

De forma geral, talvez a letalidade seja o parâmetro mais indicado para se conhecer a gravidade de qualquer doença. Afinal, nada mais grave do que morrer pela doença acometida. Entretanto, no caso de uma pandemia, ainda mais nas proporções com que a Covid-19 atingiu o mundo e, em particular, o Brasil, pensamos que dimensionar a mortalidade como um todo, o quanto atinge determinada população em seus aspectos socioespaciais, tal como fizemos na seção anterior, seria um indicador mais apropriado. Acreditamos que temos mais informações e condições para avaliar seus impactos sociais e até econômicos. Além disso, no nosso caso, em especial, uma limitação para se conhecer a letalidade da Covid-19 sempre foi a nossa incapacidade de reconhecer adequadamente os doentes. Infelizmente, talvez por conta de uma visão deliberadamente negacionista desde o início da pandemia, não foram adotadas estratégias eficientes de rastreio. Por outro lado, talvez, a própria "dinâmica" da doença e sua fisiopatologia tenham ampliada esta dificuldade. Se nunca fora verdade que a Covid-19 seria uma gripezinha, temos que reconhecer, também, a enorme quantidade de casos que de fato se comportou como tal, com sintomas leves, e até mesmo outros tantos, também desconhecidos, que sequer se manifestaram clinicamente. Os assintomáticos e potencialmente infectantes devem ter sido um dos importantes – senão o mais – agentes de disseminação da pandemia, juntamente com o descontrole e a incompetência das autoridades sanitárias e o descumprimento das regras de isolamento social.

De qualquer forma, a letalidade está mais diretamente relacionada à assistência, de modo que conhecê-la, pelo menos para os casos que demandaram atendimento, supostamente os casos mais graves, também nos parece extremamente importante. E é exatamente este tipo de dimensionamento que a base de dados do SIVEP-Gripe nos permite estimar, ou seja, a letalidade apenas para os casos graves de Covid-19 no Brasil em 2020. Além disso, uma questão central que temos abordada aqui de o caso ser classificado como Covid-19 ou SRAG não especificada poderia, talvez, ser melhor entendida. A letalidade poderia fazer a intermediação entre as explorações que fizemos para as internações e a mortalidade. Portanto, estimar e mapear a letalidade da Covid-19, mesmo que apenas para os casos mais graves dela, aqueles que demandaram atendimento ou faleceram sem internação, contribuiria para aumentar o nosso conhecimento sobre a pandemia.

Relembrando, segundo os critérios de seleção usados, apuramos pelo SIVEP-Gripe 1.056.221 casos graves (internados ou óbitos), sendo que 21.219 deles faleceram sem internação. Com classificação final para Covid-19 foram 635.292 e para SRAG não especificada, 385.272 casos. Outros 35.657 casos sem classificação final também foram incluídos e reclassificados para SRAG não especificada.

Sob estes totais, a **Tabela 4.24** apresenta as primeiras estatísticas da letalidade para os casos graves de Covid-19, segundo algumas características fundamentais de nossa população. Registramos, no Brasil, em 2020, uma letalidade de 27,4% entre os casos graves de Covid-19 e SRAG não especificada. Entre os casos com confirmação para Covid-19, este indicador sobe para 33,1%. Independentemente de qualquer referência para comparação, mesmo que precipitada ou indireta, como a letalidade em outro país ou de outra doença, reconhecer que a Covid-19 matou em 2020 cerca de um terço dos brasileiros que demandaram assistência é uma estatística aterradora. Mesmo que seja uma comparação imprópria, a título de informação apenas, no geral, restringindo-nos aos casos que contraíram a Covid-19 e foram assim oficialmente registrados, a letalidade era, segundo as fontes oficiais, de 2,8%[5]. Mas, considerando as nossas dificuldades de detecção e registro, incluindo aí os assintomáticos ou os casos leves, essa é uma estatística potencialmente enviesada e difícil de dizer até em qual direção. Portanto, pouco confiável...

É muito interessante observar que a letalidade é sistematicamente maior quando calculada apenas para os casos confirmados de Covid-19 do que quando incorporados os casos de SRAG não especificada. A explicação mais provável para este resultado é que os casos que foram classificados como SRAG não especificada devem ter sido menos graves. De um ponto de vista epidemiológico, a importância destas estatísticas é que quando nos limitamos apenas aos casos confirmados de Covid-19, ou seja, quando não entendemos os casos de SRAG não especificada como casos verdadeiros de Covid-19, na realidade, subestimamos as taxas de mortalidade, mas, ao mesmo tempo, superestimamos a letalidade da Covid-19.

Mais válido, portanto, talvez seja estudar como a letalidade entre os casos graves variou segundo algumas condições ou características. Dentre as variáveis da **Tabela 4.24**, apenas duas delas chamam a atenção. Como já bem observado empiricamente, o efeito da idade na letalidade é marcante, contando, inclusive, com um gradiente bem nítido. Entre os idosos, a letalidade foi de 44,1% e 53,2% se consideramos ou não os casos de SRAG não especificada como Covid-19. Outro resultado bem importante é a clara relação inversa entre letalidade e escolaridade. Quanto maior a escolaridade, menor a letalidade, um resultado que talvez esteja refletindo diferenças socioeconômicas e de acesso. Tipologia do município de residência, sexo e cor/raça não parecem associadas à letalidade, pelo menos nesta análise bivariada mais bruta. Quando calculado para os óbitos das categorias das 5 características estudadas na **Tabela 4.24**, o indicador de sub-registro da Covid-19 segue o mesmo padrão das internações, mas com valores inferiores (ver **Tabela 4.2**) e que, talvez, falem por si.

---

[5]    https://covid.saude.gov.br/ (acesso em 06/08/2021)

Caracterizando os casos graves de Covid-19 no Brasil em 2020

**Tabela 4.24:** Letalidades (%) entre os casos graves de Covid-19 e SRAG não especificada segundo algumas características. Brasil, 2020

| Características | Covid-19 + SRAG não especificada (N=1.056.221) | | Só Covid-19 confirmada (N=635.292) | | Sub-registro nos óbitos* (%) |
|---|---|---|---|---|---|
| | Óbitos | Letalidade (%) | Óbitos | Letalidade (%) | |
| **Tipologia do município de residência** | | | | | |
| Capital | 107.617 | 27,9 | 79.151 | 32,8 | 26,5 |
| Integrante de RM ou RIDE | 58.182 | 28,0 | 42.149 | 34,9 | 27,6 |
| Município não agregado em RM | 123.249 | 26,7 | 89.175 | 32,6 | 27,6 |
| Sexo | | | | | |
| Masculino | 163.425 | 28,4 | 120.799 | 34,0 | 26,1 |
| Feminino | 125.571 | 26,1 | 89.643 | 32,0 | 28,6 |
| Ignorado | 52 | 16,4 | 33 | 27,5 | 36,5 |
| **Idade** | | | | | |
| Crianças (0 a 9 anos) | 1.947 | 3,3 | 634 | 6,9 | 67,4 |
| Adolescentes (10 a 19 anos) | 1.139 | 6,3 | 519 | 10,3 | 54,4 |
| Adultos "jovens" (20 a 29 anos) | 13.080 | 9,8 | 8.427 | 10,9 | 35,6 |
| Adultos "maduros" (30 a 69 anos) | 118.371 | 23,9 | 88.594 | 26,6 | 25,2 |
| Idosos (70 anos ou mais) | 154.510 | 44,1 | 112.301 | 53,2 | 27,3 |
| Ignorado | 1 | 7,7 | 0 | 0,0 | 100,0 |
| **Cor/raça** | | | | | |
| Branca | 109.340 | 27,0 | 78.772 | 32,6 | 28,0 |
| Preta | 16.121 | 31,1 | 11.628 | 39,3 | 27,9 |
| Amarela | 3.196 | 29,2 | 2.310 | 34,2 | 27,7 |
| Parda | 103.945 | 29,0 | 76.384 | 35,6 | 26,5 |
| Indígena | 862 | 29,4 | 723 | 36,5 | 16,1 |
| Ignorada | 55.584 | 24,5 | 40.658 | 28,9 | 26,9 |
| **Escolaridade** | | | | | |
| Sem escolaridade/analfabeto | 12.847 | 38,1 | 8.933 | 53,1 | 30,5 |
| 1º ciclo do ensino fundamental | 37.547 | 34,9 | 27.042 | 44,2 | 28,0 |
| 2º ciclo do ensino fundamental | 20.607 | 30,8 | 15.609 | 37,6 | 24,3 |
| Ensino médio | 24.073 | 23,0 | 18.871 | 27,1 | 21,6 |
| Superior | 9.317 | 19,0 | 7.727 | 21,7 | 17,1 |
| Ignorada/Não se aplica | 184.657 | 26,6 | 132.293 | 32,2 | 28,4 |
| BRASIL | 289.048 | 27,4 | 210.475 | 33,1 | 27,2 |

Nota: omitidos nesta tabela os denominadores (os totais de casos graves de cada categoria) da letalidade

*Proporção de óbitos por SRAG não especificada em relação ao total de Covid-19 + SRAG não especificada

Na mesma linha interpretativa, a **Tabela 4.25** apresenta as letalidades para os casos graves de Covid-19 e SRAG não especificada segundo algumas características assistenciais e clínicas. De maior destaque nessa tabela é a aparente pior "performance" das unidades de saúde sob administração pública (32,1%) comparativamente às de natureza privada só quando observamos a letalidade da Covid-19 juntando os casos de SRAG não especificada (20,8% para as entidades empresariais e 24,2% para as entidades sem fins lucrativos).

Este resultado poderia bem refletir a falta de investimentos e o descaso crônicos com a saúde pública, mas sem considerar as heterogeneidades internas brasileiras e dos sistemas de saúde, qualquer comentário apressado seria exageradamente especulativo. Ou seja, seria um resultado geral potencialmente instigante, mas poderia ser totalmente diferente dependendo de um município ou outro, de um estado ou outro. Mas o que chama mais a atenção é que esse resultado não se repete quando examinamos apenas os casos confirmados de Covid-19,

**Tabela 4.25:** Letalidades (%) entre os casos graves de Covid-19 e SRAG não especificada segundo algumas características assistenciais e clínicas. Brasil, 2020

| Características assistenciais e clínicas | Covid-19 + SRAG não especificada (N=1.056.221) | | Só Covid-19 confirmada (N=635.292) | | Sub-registro nos óbitos* (%) |
|---|---|---|---|---|---|
| | Óbitos | Letalidade (%) | Óbitos | Letalidade (%) | |
| **Natureza da unidade de saúde** | | | | | |
| Administração pública | 169.023 | 32,1 | 79.151 | 32,8 | 53,2 |
| Entidades empresariais | 50.505 | 20,8 | 42.149 | 34,9 | 16,5 |
| Entidade sem fins lucrativos | 69.520 | 24,2 | 89.175 | 32,6 | -28,3 |
| **Assistência no mesmo município?**\*\* | | | | | |
| Não | 76.711 | 28,1 | 56.571 | 34,5 | 26,3 |
| Sim | 212.337 | 27,1 | 153.904 | 32,6 | 27,5 |
| **Diabetes** | | | | | |
| Sim | 87.402 | 35,9 | 67.516 | 41,6 | 22,8 |
| Não | 78.655 | 28,8 | 53.359 | 35,7 | 32,2 |
| Ignorado | 122.991 | 22,8 | 89.600 | 27,7 | 27,1 |
| **Obesidade** | | | | | |
| Sim | 15.897 | 30,6 | 13.404 | 35,0 | 15,7 |
| Não | 117.783 | 31,0 | 82.373 | 38,0 | 30,1 |
| Ignorado | 155.368 | 24,9 | 114.698 | 30,2 | 26,2 |
| BRASIL | 289.048 | 27,4 | 210.475 | 33,1 | 27,2 |

Nota: omitidos nesta tabela os denominadores (os totais de casos graves de cada categoria) da letalidade

*Proporção de óbitos por SRAG não especificada em relação ao total de Covid-19 + SRAG não especificada

**Município da unidade de saúde de assitência ao caso registrado é o mesmo de residência?

o que nos faz pensar que a hipótese mais provável é que as unidades de saúde de natureza privada estão atendendo os casos mais brandos. Por outro lado, se combinamos esses dados com a não esperada semelhança nas letalidades quando o caso grave foi assistido em uma unidade de saúde em cujo município o paciente também reside ou não (28,1% vs. 27,1% e 34,5% vs. 32,6%), só se corrobora o quão complexa e heterogênea é a nossa rede assistencial e intermunicipal. Em princípio, por uma questão de acesso, seria esperada uma letalidade maior quando a assistência não aconteceu no município de residência do paciente, mas se essa "heteroutilização" aconteceu em dois municípios de uma mesma região metropolitana, este evento seria pouco informativo. De qualquer forma, esses resultados demandam análises bem mais detalhadas.

Ainda na **Tabela 4.25**, os resultados das letalidades nos pacientes com diabetes ou obesidade são mais difíceis de serem bem interpretados devido às enormes perdas de dados nessas variáveis e os potenciais vieses daí decorrentes, como já discutimos na seção de caracterização dos dados. Nesse sentido, talvez fosse melhor que nem fossem apresentadas, mas somos da opinião de que estatísticas mesmo enviesadas podem ser úteis se pelo menos soubermos a direção do viés ou se bem discutidas.

Descrevendo agora as estatísticas das letalidades dos casos graves nos 5.570 municípios brasileiros, a **Tabela 4.26** sintetiza suas distribuições considerando ou não os casos de SRAG não especificada. Não houve nenhuma internação ou óbito pela Covid-19 ou SRAG não especificada em 30 municípios brasileiros

**Tabela 4.26:** Estatísticas descritivas das letalidades (%) dos casos graves (internação/óbitos) de Covid-19 + SRAG não especificada e apenas para os casos graves confirmados de Covid-19 nos municípios brasileiros, 2020

| Estatísticas descritivas | Letalidade (%) nos casos graves de Covid-19 + SRAG não especificada | Letalidade (%) por casos graves confirmados de Covid-19 |
|---|---|---|
| N (municípios) | 5.540* | 5.424** |
| Média | 31,5 | 38,5 |
| Desvio-padrão | 17,5 | 22,4 |
| Mínimo | 0,0 | 0,0 |
| 1º quartil | 20,0 | 25,0 |
| Mediana | 29,1 | 35,7 |
| 3º quartil | 40,5 | 50,0 |
| Máximo | 100,0 | 100,0 |

\* Excluídos os 30 municípios que não tiveram nenhum de seus residentes internados ou morridos por Covid-19 ou SRAG não especificada

\*\* Excluídos os 146 municípios que não tiveram nenhum de seus residentes internados ou morridos por Covid-19 confirmada em 2020. Restringindo-nos apenas aos casos graves confirmados de Covid-19, 146 municípios não tiverem nenhum de seus residentes internados ou morridos pela Covid-19.

Dado este contexto, talvez as estatísticas mais úteis para se traçar um bom perfil desta letalidade nos municípios brasileiros sejam os quartis. Metade dos municípios brasileiros tiveram uma letalidade dos casos graves de Covid-19 ou SRAG não especificada variando de 20,0% a 40,5%. Estas estatísticas sobem para 25,0% e 50,0% quando olhamos apenas os casos confirmados de Covid-19. Porém, como a imensa maioria dos municípios brasileiros são de pequeno porte e as frequências de casos e óbitos tendem a ser menores, essas letalidades calculadas podem ser muito "instáveis", o que explicaria letalidades de 0% ou 100% em muitos municípios. Por exemplo, se o único caso grave de certo município foi a óbito, temos uma letalidade de 100%, enquanto que, se em outro município com apenas dois casos graves ambos tenham se recuperado bem, a letalidade é de 0%. (Estamos aqui, neste momento, lidando apenas com a frieza dos números, estas estatísticas eventualmente impiedosas, que não tomam conhecimento – a não ser por nós mesmos – se estamos contando ou tentando analisar quantitativamente gentes, óbitos, parafusos, ratos, células... É claro que um único caso grave de Covid-19 que tenha ido a óbito em certo município pequeno brasileiro não é um número sem importância).

Assim, de um ponto de vista estatístico – e estritamente sob esta perspectiva –, talvez seja mais conveniente nos restringirmos por um momento aos municípios grandes. A **Figura 4.25** ilustra a distribuição das letalidades nos casos graves pela Covid-19 considerando ou não os casos graves de SRAG não especificada como Covid-19 para os 326 municípios brasileiros grandes (lembrando, são aqueles com pelo menos 100.000 habitantes). E, tal como fizemos para as taxas de mortalidade, a **Tabela 4.27** lista de forma ordenada os 20 municípios com as maiores taxas entre estes grandes. No geral, o perfil de letalidade dos casos graves nos municípios grandes não se diferencia muito de todos os municípios, mas sinaliza-se uma menor variabilidade entre eles, como esperado. Mas percebe-se que os valores mais típicos das letalidades nos casos graves, algo entre 25 e 40%, é superado, e muito, por vários municípios brasileiros grandes. Letalidades acima de 50% não são raras. Quase como um "cara ou coroa" da vida se expressando literalmente nos pacientes graves internados nestas cidades... Em Açailândia (MA), uma cidade com pouco mais de 113 mil habitantes, quer consideremos ou não os casos de SRAG não especificada como casos de Covid-19, as letalidades chegam a quase 90%! E, indiscutivelmente, juntamente com Açailândia (MA), Iguatu (CE), Barra Mansa (RJ), Colatina (ES) e Vilhena (RO) são os *"top-five"*, independentemente de como os casos de SRAG não identificada são considerados, com letalidades para os casos graves de Covid-19 acima de 60%. O que deve ter acontecido nestas cidades em termos de assistência para termos indicadores tão funestos?

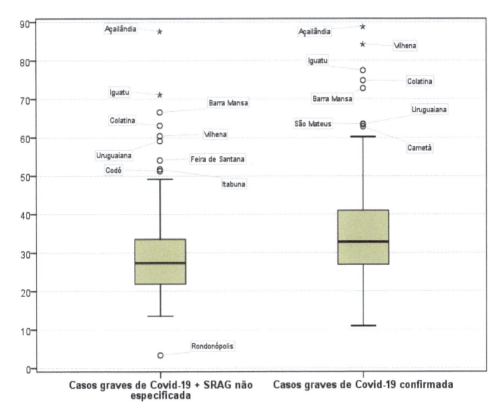

**Figura 4.25:** Letalidades (%) dos casos graves de Covid-19 + SRAG não especificada e apenas para os casos graves confirmados de Covid-19 nos 326 municípios brasileiros (população > 100.000). Brasil, 2020

No outro extremo, Rondonópolis (MT), com apenas 3,4% de letalidade nos casos graves quando considerados os casos SRAG não especificada (e 11,0% quando não), também chama a atenção, mas vale lembrar que este mesmo município apareceu em destaque com o maior índice de sub-registro dos casos de internação (ver a **Figura 4.12**). De qualquer forma, letalidades bem menores que a dos demais municípios. Belém é a única capital que aparece neste ainda mais nefasto *ranking* das "*top twenty*" pela letalidade dos casos graves, com uma taxa de 46,2%. Quais problemas ou quão graves – ou quão mal assistidos – foram os 3.837 (46,2% de 8.305) belenenses para justificar número tão triste, em uma cidade que, em tese, dispõe de mais recursos e estrutura do que a imensa maioria das cidades brasileiras? Apesar de, pelo menos por enquanto, estas perguntas serem retóricas, em algum momento o Brasil haverá de lidar com elas mais concretamente...

**Tabela 4.27:** Listagens ordenadas dos 20 municípios grandes* com as maiores letalidades (%) nos casos graves por Covid-19 + SRAG não especificada e apenas por Covid-19 confirmada. Brasil, 2020

| Municípios ordenados | | Casos graves por Covid-19 mais SRAG não especificada | | Municípios ordenados | | Casos graves por Covid-19 confirmada | |
|---|---|---|---|---|---|---|---|
| | | Internações ou óbitos diretos | Letalidade (%) | | | Internações ou óbitos diretos | Letalidade (%) |
| 1º | Açailândia (MA) | 148 | 87,6 | 1º | Açailândia (MA) | 102 | 88,8 |
| 2º | Iguatu (CE) | 173 | 71,1 | 2º | Vilhena (RO) | 81 | 84,2 |
| 3º | Barra Mansa (RJ) | 375 | 66,6 | 3º | Iguatu (CE) | 135 | 77,5 |
| 4º | Colatina (ES) | 138 | 63,1 | 4º | Colatina (ES) | 106 | 74,8 |
| 5º | Vilhena (RO) | 125 | 60,4 | 5º | Barra Mansa (RJ) | 330 | 72,8 |
| 6º | Uruguaiana (RS) | 136 | 59,1 | 6º | São Mateus (ES) | 83 | 63,5 |
| 7º | Feira de Santana (BA) | 860 | 54,1 | 7º | Uruguaiana (RS) | 115 | 63,5 |
| 8º | Itabuna (BA) | 949 | 51,8 | 8º | Cametá (PA) | 179 | 62,9 |
| 9º | Codó (MA) | 221 | 51,3 | 9º | Breves (PA) | 161 | 60,2 |
| 10º | Rio Verde (GO) | 743 | 49,2 | 10º | Cariacica (ES) | 698 | 59,7 |
| 11º | Breves (PA) | 229 | 47,3 | 11º | Bacabal (MA) | 41 | 59,3 |
| 12º | Itaperuna (RJ) | 258 | 47,2 | 12º | Taubaté (SP) | 355 | 58,5 |
| 13º | Linhares (ES) | 357 | 46,3 | 13º | Feira de Santana (BA) | 560 | 58,5 |
| 14º | Belém (PA) | 8.305 | 46,2 | 14º | Santarém (PA) | 803 | 58,3 |
| 15º | São Mateus (ES) | 153 | 44,5 | 15º | Codó (MA) | 177 | 58,0 |
| 16º | Magé (RJ) | 863 | 44,5 | 16º | Ourinhos (SP) | 125 | 56,3 |
| 17º | Ilhéus (BA) | 751 | 44,2 | 17º | Rio Verde (GO) | 590 | 55,7 |
| 18º | São Leopoldo (RS) | 666 | 44,2 | 18º | Vila Velha (ES) | 1.078 | 55,6 |
| 19º | Vila Velha (ES) | 1.659 | 43,4 | 19º | Teófilo Otoni (MG) | 255 | 54,5 |
| 20º | Cariacica (ES) | 1.141 | 43,2 | 20º | Itaperuna (RJ) | 207 | 53,3 |

*No Brasil, há 326 municípios grandes, isto é, aqueles com pelo menos 100.000 habitantes.

Seguindo a mesma linha de apresentação das taxas de mortalidade, as **Figuras 4.26** e **4.27** ilustram as letalidades dos casos graves segundo os estados brasileiros. Um primeiro comentário geral é que os vários *outliers* observados nesses *boxes-plots* não devem ser muito informativos e, por isso, nem os identificamos. Por exemplo, como já adiantado, os municípios com letalidades iguais a zero ou 100% não devem ser "valorizados" porque se referem àqueles com 1 ou pouquíssimos casos graves de Covid-19 em 2020. Feita esta ressalva, o resultado que mais chama a atenção é o "comportamento" destacadamente pior para os estados de Roraima e, principalmente, do Espírito Santo, ainda mais se consideramos os outros estados da mesma região como referências para comparação, apesar das enormes variabilidades observadas dentro de cada estado. O impacto visual do Espírito Santo é grande e a explicação do que aconteceu de diferente neste estado seria mais uma pergunta extremamente importante a ser respondida.

Se fôssemos seguir o mesmo "roteiro" que adotamos para as taxas de mortalidade, deveríamos agora categorizar as letalidades em 4 estratos e mapeá-las para o Brasil. Entretanto, como observado, em função de muitos municípios, principalmente os pequenos, não terem tido nenhum ou poucos casos graves de Covid-19 em 2020, a letalidade dos casos graves não pode ser calculada para

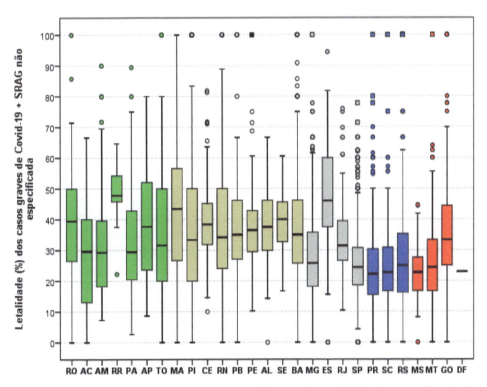

**Figura 4.26:** Letalidades (%) dos casos graves pela Covid-19 + SRAG não especificada dos municípios brasileiros segundo as Unidades da Federação em 2020

A Gravidade da Pandemia no Brasil

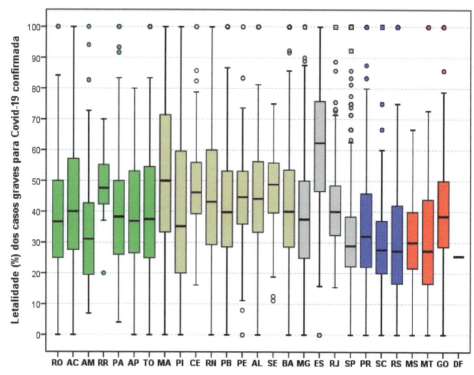

**Figura 4.27:** Letalidades (%) dos casos graves por Covid-19 confirmada dos municípios brasileiros segundo as Unidades da Federação em 2020

eles ou gera resultados muito "instáveis". Nesse sentido, entendemos que não justifica fazermos explorações estatísticas adicionais sobre as letalidades município a município.

Entretanto, podemos continuar apresentando resultados por estados e, principalmente, pelas 75 unidades ecológicas que definimos. Assim, as **Figuras 4.28** e **4.29** mapeiam as letalidades dos casos graves pela Covid-19 considerando ou não os casos de SRAG não especificada como Covid-19, respectivamente. Usamos mais uma vez o critério de estratificar os estados pelos tercis, de modo a termos 9 Unidades da Federação em cada estrato. Os valores dos tercis aparecem na legenda dos mapas. Os mapas expressam visualmente, em roxo, os estados que mais amargaram a pandemia em temos de sua letalidade, o que deve sugerir maiores dificuldades para uma assistência mais eficiente. Observando os dois mapas simultaneamente, Rio de Janeiro, Espírito Santo, Alagoas, Ceará, Maranhão e Roraima são os estados que aparecem nos dois mapas nos tercis das letalidades mais elevadas, quer consideremos ou não os casos de SRAG não especificada como casos de Covid-19.

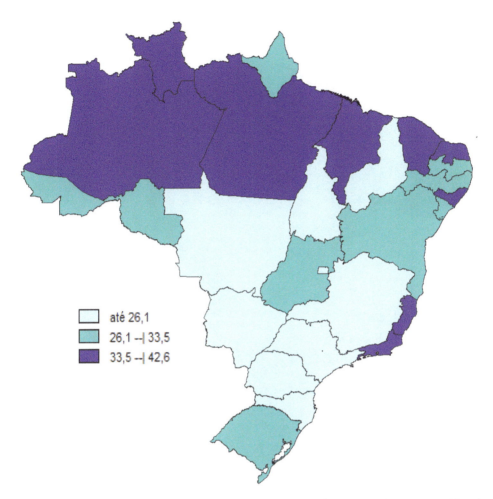

**Figura 4.28:** Letalidades (%) dos casos graves dea Covid-19 + SRAG não especificada, segundo as Unidades da Federação. Brasil, 2020.

As **Tabelas 4.28** a **4.31** e as **Figuras 4.30** e **4.31**, complementam e finalizam os resultados dessas análises de letalidade da Covid-19 para as Unidades da Federação e as 75 unidades ecológicas de interesse. Mais uma vez, como cada unidade de análise, tanto as Unidades da Federação quanto as unidades ecológicas agregadas, são todas bem definidas e bem delimitadas, as estatísticas para cada uma delas são, per se, prontamente interpretáveis. Dessa maneira, dispensaremos maiores comentários interpretativos. Entretanto, como no geral a letalidade deve expressar o padrão de assistência, valem alguns comentários mais comparativos, mesmo que eventualmente especulativos. Vale observar, por exemplo, se dentro do mesmo estado há uma variação importante entre as letalidades da capital e das demais agregações. As **Figuras 4.30** e **4.31** já sugerem que este não parece

A Gravidade da Pandemia no Brasil

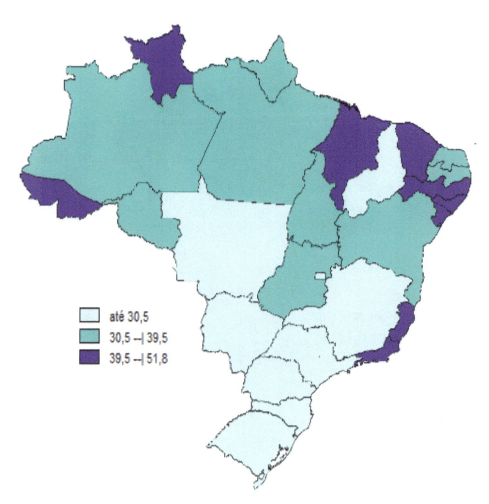

**Figura 4.29:** Letalidades (%) dos casos graves de Covid-19 confirmada, segundo as Unidades da Federação. Brasil, 2020.

ter sido o caso, com exceção, talvez, dos estados do Amazonas e Maranhão, com letalidades mais diferentes nas suas capitais. Manaus apresentou letalidade para a Covid-19 maior que os municípios isolados do Amazonas quando agregados. Mas Manaus foi um caso à parte, potencialmente até criminoso, como as investigações sugeriram, inclusive na CPI da pandemia. No Maranhão, observamos o contrário: São Luis com letalidade menor do que os municípios do interior depois de agregados.

**Tabela 4.28:** Letalidades (%) dos casos graves pela Covid-19 + SRAG não especificada por tipologia de agregação dos municípios, segundo as Unidades da Federação. Brasil, 2020

| Unidade da Federação (UF) | Tipologia de agregação dos municípios | | | TOTAL DA UF |
|---|---|---|---|---|
| | Capital | Integrante de RM ou RIDE | Município não agregado em RM | |
| Rondônia | 32,5 | | 32,6 | 32,5 |
| Acre | 31,4 | | 26,3 | 30,3 |
| Amazonas | 38,3 | 31,9 | 25,9 | 34,4 |
| Roraima | 40,6 | | 49,9 | 42,6 |
| Pará | 46,2 | 40,7 | 27,4 | 34,0 |
| Amapá | 39,6 | 31,1 | 21,6 | 33,5 |
| Tocantins | 20,8 | | 27,6 | 26,1 |
| Maranhão | 28,5 | 36,0 | 42,3 | 35,4 |
| Piauí* | 20,2 | 29,9 | 30,7 | 24,0 |
| Ceará | 32,6 | 39,5 | 36,1 | 34,9 |
| Rio Grande do Norte | 31,7 | 35,4 | 36,8 | 34,1 |
| Paraíba | 27,6 | 34,5 | 34,1 | 31,6 |
| Pernambuco | 30,0 | 30,4 | 33,5 | 31,4 |
| Alagoas | 34,8 | 37,7 | 36,1 | 35,6 |
| Sergipe | 28,6 | 31,5 | 38,4 | 33,3 |
| Bahia | 31,3 | 29,6 | 35,3 | 33,2 |
| Minas Gerais | 18,3 | 21,8 | 24,4 | 22,4 |
| Espírito Santo | 39,2 | 38,5 | 44,1 | 40,3 |
| Rio de Janeiro | 38,8 | 30,2 | 30,5 | 34,5 |
| São Paulo | 22,4 | 24,8 | 23,9 | 23,6 |
| Paraná | 22,1 | 21,2 | 20,7 | 21,2 |
| Santa Catarina | 23,5 | 20,0 | 23,1 | 22,8 |
| Rio Grande do Sul | 29,0 | 33,7 | 23,7 | 27,3 |
| Mato Grosso do Sul | 22,5 | | 20,8 | 21,5 |
| Mato Grosso | 21,9 | 23,5 | 20,6 | 21,3 |
| Goiás** | 29,5 | 33,4 / 29,0 | 31,3 | 30,9 |
| Distrito Federal | 23,0 | | | 23,0 |
| BRASIL | 27,9 | 28,0 | 26,7 | 27,4 |

*Piauí concentra a RIDE da Grande Teresina com 12 municípios (excluída Teresina) e mais 1 município do MA

**Além da RM de Goiânia, Goiás concentra a RIDE do Distrito Federal e Entorno com 29 municípios (excluída Brasília) e mais 4 municípios de MG

**Tabela 4.29:** Estatísticas descritivas das letalidades (%) pela Covid-19 + SRAG não especificada por tipologia de agregação dos municípios. Brasil, 2020

| Estatísticas descritivas | BRASIL | Tipologia de agregação do município |||
|---|---|---|---|---|
| | | Capital | Integrante de RM ou RIDE | Município não agregado em RM |
| N | 75 | 27 | 22 | 26 |
| Média | 30,5 | 29,8 | 31,1 | 30,7 |
| Desvio-padrão | 7,1 | 7,4 | 5,9 | 7,8 |
| Mínimo | 18,3 | 18,3 | 20,0 | 20,6 |
| 1º quartil | 23,7 | 22,5 | 29,0 | 23,9 |
| Mediana | 30,5 | 29,5 | 31,3 | 30,6 |
| 3º quartil | 35,4 | 34,8 | 35,4 | 36,1 |
| Máximo | 49,9 | 46,2 | 40,7 | 49,9 |

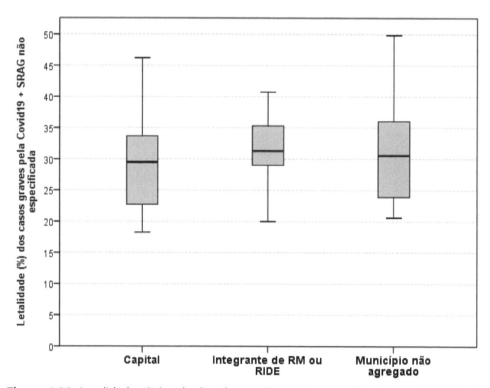

**Figura 4.30:** Letalidades (%) pela Covid-19 + SRAG não especificada por tipologia de agregação dos municípios. Brasil, 2020

**Tabela 4.30:** Letalidades (%) dos casos graves apenas pela Covid-19 confirmada por tipologia de agregação dos municípios, segundo as Unidades da Federação. Brasil, 2020

| Unidade da Federação (UF) | Tipologia de agregação dos municípios | | | TOTAL DA UF |
|---|---|---|---|---|
| | Capital | Integrante de RM ou RIDE | Município não agregado em RM | |
| Rondônia | 34,9 | | 36,6 | 35,7 |
| Acre | 44,5 | | 30,3 | 40,9 |
| Amazonas | 40,0 | 34,2 | 27,1 | 35,5 |
| Roraima | 40,8 | | 49,7 | 42,8 |
| Pará | 49,8 | 45,0 | 34,7 | 39,5 |
| Amapá | 38,1 | 30,8 | 23,3 | 33,3 |
| Tocantins | 27,2 | | 38,3 | 35,8 |
| Maranhão | 42,7 | 50,4 | 50,7 | 47,5 |
| Piauí* | 21,5 | 35,6 | 35,7 | 26,5 |
| Ceará | 38,8 | 48,5 | 43,0 | 41,7 |
| Rio Grande do Norte | 35,1 | 41,5 | 42,1 | 38,5 |
| Paraíba | 31,6 | 41,3 | 38,8 | 36,4 |
| Pernambuco | 39,8 | 41,4 | 41,7 | 41,0 |
| Alagoas | 39,6 | 45,1 | 40,7 | 40,5 |
| Sergipe | 35,3 | 39,4 | 46,9 | 40,9 |
| Bahia | 34,8 | 32,9 | 39,9 | 37,3 |
| Minas Gerais | 23,8 | 30,2 | 32,9 | 30,5 |
| Espírito Santo | 51,1 | 50,3 | 54,6 | 51,8 |
| Rio de Janeiro | 45,7 | 39,4 | 36,4 | 42,2 |
| São Paulo | 25,2 | 29,4 | 28,9 | 27,7 |
| Paraná | 25,9 | 28,3 | 27,9 | 27,4 |
| Santa Catarina | 28,9 | 26,7 | 27,4 | 27,4 |
| Rio Grande do Sul | 32,4 | 37,9 | 26,1 | 30,4 |
| Mato Grosso do Sul | 25,8 | | 27,6 | 26,8 |
| Mato Grosso | 25,8 | 32,4 | 25,5 | 26,2 |
| Goiás** | 32,4 | 38,4 / 34,6 | 35,5 | 35,0 |
| Distrito Federal | 25,5 | | | 25,5 |
| BRASIL | 32,8 | 34,9 | 32,6 | 33,1 |

*Piauí concentra a RIDE da Grande Teresina com 12 municípios (excluída Teresina) e mais 1 município do MA

**Goiás concentra a RIDE do DF e Entorno com 29 municípios (excluída Brasília) e mais 4 municípios de MG

**Tabela 4.31:** Estatísticas descritivas das letalidades (%) apenas pela Covid-19 confirmada por tipologia de agregação dos municípios. Brasil, 2020

| Estatísticas descritivas | BRASIL | Tipologia de agregação do município |||
|---|---|---|---|---|
| | | Capital | Integrante de RM ou RIDE | Município não agregado em RM |
| N | 75 | 27 | 22 | 26 |
| Média | 36,2 | 34,7 | 37,9 | 36,2 |
| Desvio-padrão | 8,0 | 8,2 | 7,1 | 8,5 |
| Mínimo | 21,5 | 21,5 | 26,7 | 23,3 |
| 1º quartil | 28,9 | 25,9 | 32,4 | 27,9 |
| Mediana | 35,6 | 34,9 | 38,1 | 36,0 |
| 3º quartil | 41,4 | 40,0 | 41,5 | 41,7 |
| Máximo | 54,6 | 51,1 | 50,4 | 54,6 |

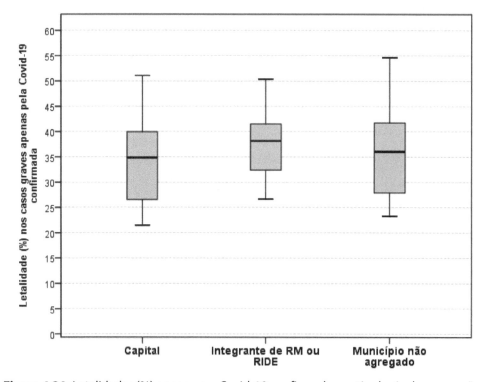

**Figura 4.31:** Letalidades (%) apenas por Covid-19 confirmada por tipologia de agregação dos municípios. Brasil, 2020

Talvez os resultados mais significativos da letalidade dos casos graves da Covid-19, quer incluamos ou não os casos de SRAG não especificada entre eles, sejam os próprios valores obtidos para as capitais e como eles se distribuem. Observar letalidades tão diferentes nos grandes centros urbanos brasileiros, variando de 18,3% em Belo Horizonte a 46,2% em Belém, por exemplo, é, no mínimo, muito intrigante. É fato que a ausência de tratamento eficaz para a Covid-19, associado a manobras embusteiras e infelizmente oficiais para distribuir medicamentos impróprios, contribuiu para este cenário, mas não deve explicar tudo. É fato, também, que a Covid-19 não é uma gripezinha, mas quais estratégias (se houve) ou recursos tão diferentes (se houve suficientes) foram usados pelas capitais brasileiras – centros de assistência sempre mais estruturados – no enfrentamento da pandemia para explicar resultados tão distintos e, ainda por cima, um pior que o outro? Mais uma pergunta retórica...

Igualmente interessante é observar que, no outro extremo, nas cidades pequenas quando agregadas dentro de cada estado, também houve grande variabilidade entre elas e em níveis semelhantes às capitais. Por exemplo, nas cidades pequenas do Mato Grosso, quando agregadas, observamos uma letalidade de 20,6%, enquanto que naquelas de Roraima, atingiu 49,9%. Será que, na ausência de terapêuticas eficazes, um bom desfecho para um caso grave desta "praga" disfarçada de gripe dependia mais de atributos pessoais, como a idade ou a condição física, do que a assistência prestada?

# Conclusão e considerações finais

**5**

Concluindo, procuramos aqui usar a base de dados oficial de registro dos casos de Covid-19 para mapear a gravidade da pandemia em 2020. De modo a atender aos nossos propósitos, entendemos que o SIVEP-Gripe é uma base com dados individualizados de todos os casos graves de Covid-19 prontamente disponível e tão extremamente rica – são tantas informações relevantes e detalhadas –, que quaisquer explorações a partir dela, desde que com as devidas precauções, são contribuições inestimáveis para entendermos melhor esta pandemia que nos arrasou por aqui e matou milhões no mundo. Para além das informações do Sistema de Informações de Mortalidade (SIM/DATASUS), podem ajudar a esclarecer muitas questões epidemiológicas, como quão grave foi a pandemia aqui no Brasil, considerando todas as nossas diversidades sociais, espaciais, econômicas e assistenciais.

Dadas as características e as condições de bases de dados tal como o SIVEP-Gripe, além de apurar estatísticas e indicadores da Covid-19, aproveitamos para apresentar e discutir algumas questões metodológicas necessárias para dar a devida credibilidade aos resultados e a oportunidade de críticas balizadas por parte de leitores interessados. Nesse sentido, chamamos a atenção para a qualidade dos dados disponíveis e o quão importantes são os dados perdidos, seu potencial para enviesamento das estatísticas e estratégias para se lidar com eles.

Outra contribuição metodológica que julgamos fundamental para estudos ecológicos a partir da construção de indicadores de saúde foi a estratificação dos municípios brasileiros em capitais, integrantes de regiões metropolitanas ou uma agregação dos municípios isolados de um mesmo estado. Estratificar os municípios brasileiros em municípios pequenos, médios ou grandes, além de serem integrantes de regiões metropolitanas ou não também nos parece uma boa estratégia.

Quanto aos indicadores escolhidos, "ousamos" simplesmente calcular taxas de mortalidade pela Covid-19 sem qualquer padronização por idade por entendermos que este indicador reflete o real impacto da pandemia naquela localidade, mesmo que eventualmente estimule alguma comparação mais apressada e indevida com outra localidade. E, para além de uma compensação pelo potencial efeito da idade, calculamos as taxas de mortalidade prematura, de modo a termos um indicador não só "controlado" pela idade, mas, principalmente, mais balizador dos efeitos sociais e econômicos da pandemia.

De uma forma mais sofisticada estatisticamente, mas paradoxalmente também simples porque usamos uma única variável numérica, propusemos a utilização de uma Análise de *Cluster* com o método *k-means* para identificar grupos mais homogêneos internamente e, de quebra, identificar pontos de corte para esta estratificação. Acreditamos que esta estratégia seja potencialmente muito útil e reveladora quando aplicada a área da saúde, onde comumente temos a necessidade de classificar a partir de indicadores quantitativos.

Do ponto de vista das análises e dos resultados propriamente, podemos fazer o seguinte resumo:

- A falta de uma confirmação diagnóstica para milhares de casos potenciais de Covid-19, levando-os a serem – senão todos, mas uma parcela importante –, equivocadamente classificados como SRAG não especificada teve, e tem, um enorme impacto na avaliação da gravidade da pandemia. E isso não se mostra relevante apenas na subestimação dos casos graves e dos óbitos, mas, principalmente, em potenciais vieses quando nos limitamos aos casos com confirmação. De modo a explicitar esse ponto, optamos por apresentar os resultados não apenas restritos aos casos confirmados, mas, também, incorporando a eles os casos e óbitos de SRAG não especificada. E usamos informalmente a proporção de casos de SRAG não especificada como um indicador do sub-registro dos casos de Covid-19;

- Como um resultado importante consequente desta estratégia, pudemos identificar que quando não entendemos os casos de SRAG não especificada como casos verdadeiros de Covid-19, subestimamos as taxas de mortalidade, claro, mas, ao mesmo tempo, superestimamos a letalidade da Covid-19;

- Quantitativamente, selecionamos 1.056.221 casos graves (internações ou óbitos) de Covid-19 em 2020 no Brasil, sendo 21.219 classificados como óbitos sem internação. Foram 621.176 internações confirmadas de Covid-19 e 413.826 internações por SRAG não especificada, levando a taxas de internação de 489 e 293 por 100.000 brasileiros, se incluímos ou não os casos de SRAG não especificada e a um sub-registro de 40% nas internações. Observamos grandes variabilidades para estes indicadores entre municípios e estados e em seus diferentes perfis;

- Em termos de mortalidade, apuramos 289.048 óbitos, sendo 210.475 com confirmação para Covid-19 e os outros 78.573 óbitos registrados como SRAG não especificada, com um sub-registro nos óbitos de 27,2%. Estas frequências conduziram às taxas de mortalidade pela Covid-19, no Brasil, em 2020, apenas para os casos com confirmação, de 99,4 por 100.000 brasileiros e 136,5 por 100.000, se incorporados os casos de SRAG não especificada. Tal como as internações, importantes variabilidades espaciais também foram observadas;

- Para a mortalidade prematura, ou seja, aquele indicador de mortalidade restrito à faixa etária de 30 a 69 anos, foram 94.944 óbitos com confirmação para Covid-19 e se incluirmos os casos de SRAG não especificada, passamos a um total de 127.791 óbitos nesta faixa. As taxas calculadas foram de 91 e de 123 por 100.000 adultos "maduros";

- Quanto à letalidade desses casos graves estudados, registramos, no Brasil, em 2020, uma letalidade de 27,4% de Covid-19 mais SRAG não especificada e de 33,1% entre os casos com confirmação para Covid-19. Entre os idosos, estas letalidades foram de 44,1% e 53,2%, respectivamente. Outro resultado interessante foi a relação inversa entre letalidade e escolaridade.

Independentemente do grau de correção das quantificações aqui apuradas pelo SIVEP-Gripe para os casos graves de Covid-19 e, principalmente, os óbitos – que poderão ser objeto de investigações mais robustas futuramente –, fica claro que as estatísticas oficiais subestimaram, e fortemente, a gravidade da pandemia, e não superestimando, como desejavam algumas autoridades (in)competentes, quer seja pelo mal registro diagnóstico na ficha, quer seja pela não notificação de internações ou óbitos. Errar na construção de estimadores ou na obtenção de estimativas, mas estudando, tentando acertar e humildemente explicitando as opções metodológicas adotadas, é parte integrante do processo de conhecimento, particularmente em um contexto onde pouco se sabe.

O que não deve fazer parte de nenhum processo de avanço no conhecimento é a opção descarada e potencialmente criminosa de usar números e estatísticas falaciosas para a construção de mentiras como se fossem "verdades" paralelas. Não é verdade que a estatística "é a arte de mentir com números" e nem que "os números não mentem". Ou melhor, realmente os números não mentem, pois sequer falam. Nós, humanos, é que eventualmente mentimos usando números... A questão central deve ser colocada em termos científicos e sociais e, portanto, pensada em "**quem**", "**como**" e "**por que**" as estatísticas, principalmente as de saúde, são produzidas, interpretadas e divulgadas. Na era das *fake-news*, nada como números falaciosos – que poderíamos batizar de *fake-numbers* – para dar a elas o "respeito" e a "credibilidade" que não merecem, que nunca mereceram e jamais merecerão. E, vale lembrar, infelizmente a pandemia não foi uma oportunidade perdida para a disseminação de desinformações e *fake-news* (Schlemper Junior, 2022).

Podemos entender os *fake-numbers* como aqueles números ou estatísticas que apenas travestidos de precisão e acurácia têm o poder de nos impactar e silenciar. Portanto, talvez o primeiro passo para se combater as maléficas e até grotescas *fake-news* é saber identificar os *fake-numbers*. Estatísticas não são *fake-numbers*, mas *fake-numbers* são estatísticas. A dificuldade está em como distingui-los ou, ao menos, reconhecê-los como suspeitos. Ao sermos apresentados a quaisquer estatísticas, devemos primeiro (nos) perguntar "**quem**" as produziu. Se não foi instituição ou profissional competente para produzi-las, podemos ignorá-las de pronto: muito provavelmente são *fake-numbers* e com o agravante de terem sido produzidos propositadamente para alimentar alguma *fake-news*.

O problema é que não basta ser competente. Mas se vencida esta etapa, devemos (nos) perguntar "**como**" foram produzidas, ou seja, que métodos e técnicas foram usados. Essa é uma questão bem mais complexa, pois mesmo que bem documentados, transparentes e divulgados – como sempre devem ser –, os métodos e as técnicas usados na produção de qualquer estatística não devem ser facilmente validados por não iniciados ou leigos, provavelmente aqueles mais suscetíveis às *fake-news*; mas não só, claro. Porém, se pelo menos estão sujeitos ao escrutínio dos iniciados ou dos técnicos, não deve se tratar de *fake-numbers*, o que não quer dizer que sejam isentos de erros, imprecisões ou limitações. De qualquer forma, daí decorre a etapa mais importante: o "**porquê**" de elas serem produzidas. Toda estatística, além da sua necessária validação metodológica, por ser um número produzido, deve ser interpretada à luz da realidade empírica e condicionada às suas limitações e contexto social. Não é incomum, por exemplo, que estatísticas, mesmo que muito bem produzidas metodologicamente, sejam usadas para enganar ou submeter desprevenidos. Argumentos sofismáticos costumam abusar delas para gerar *fake-news*. Não seriam *fake-numbers*, mas poderiam ser confundidas com eles.

Todo esse aparente blábláblá deve servir apenas para nos alertar que quaisquer indicadores de saúde, mesmo os oficiais, tais como os quantitativos ou taxas de internação ou mortalidade, são meras estatísticas, e nunca devem ser confundidas ou usadas como *fake-numbers*. Foi com isso em nossas mentes que humildemente produzimos todas essas estatísticas sobre a gravidade da pandemia em 2020.

Repetindo, todas e quaisquer estatísticas precisam ser contextualizadas, especialmente se forem produzidas – ou não produzidas, ou mal produzidas – para efeitos "comparativos", de modo que possamos fazer juízos críticos sobre elas. Dessa maneira, afirmar que a Covid-19 seria uma "gripezinha" (comparada à quê?), para além de mais uma crise verborrágica, se configurou como mais um lamentável e inconsequente descalabro governamental. E, a reboque da fatídica gripe, a "zona" da irresponsabilidade, nefastamente, também se espraiou... Na linguagem chula que "eles" entendem, provavelmente não há, nem haverá, responsáveis pelas centenas de milhares de "CPF's cancelados", muitos deles vil e cinicamente, sem a devida assistência e respeito.

Dimensionar o quão grave ou o real impacto da pandemia por números não é tarefa difícil. Duro é reconhecer que as indecentes magnitudes de estatísticas associadas a eventos tão caros, não custe sequer uma lágrima de crocodilo dos (ir)responsáveis de plantão no Brasil daquele momento. Se nunca tivemos ações preventivas, apesar de alertas por toda a parte, por que esperaríamos sentimentos ou possíveis ações reparadoras? Mas as nossas incontáveis lágrimas hão de lavar este momento triste e indigno de nossa história. Não coabitaremos este pântano...

Por fim, se não nos serve para aplacar o sentimento de perda de tantas almas queridas (parentes, amigos, vizinhos, conhecidos, desconhecidos...), palavras de conforto ou letras poéticas talvez atenuem o peso de números tão sombrios. Tempos sombrios, mas vai passar... O poema "O momento do eclipse"[1] é uma referência à pandemia...

### O momento do eclipse

*Aquele sol já ia alto*

*sempre fora*

*havia tempo...*

*De repente o escuro*

*Em gestão o apocalipse*

*Um novo tempo?*

*A lua sob assalto*

---

[1]  Luiz, RR. **Caminho incerto**. Curitiba. Brazil Publishing, 2022.

*o lugar, a companhia*
*o riso em andamento*
*o aperto de mão*
*o abraço à luz do dia*
*Um eclipse...*

*Sorte de quem soube*
*ou quem viu*
*vestígios do azar*
*vestidos de prestígios*
*da memória lunar*
*da história do Brasil*

# Bibliografia

ANDRASFAY, T. & GOLDMAN, N. **Association of the Covid-19 pandemic with estimated life expectancy by race/ethnicity in the United States, 2020**. JAMA Netw. Open 4, e2114520–e2114520 (2021).

AROLAS, H. P. *et al.* **Years of life lost to Covid-19 in 81 countries**. *Sci. Rep.* 11, 1–6 (2021).

BAKER, M.G., et al. **Covid-19 and other pandemics require a coherent response strategy**. *The Lancet* 401.10373 (2023): 265-266.

BASTOS, L.S., NIQUINI, R.P., LANA, R.M., VILLELA, D.A.M., CRUZ, O.G., COELHO, F.C., *et al.* **COVID-19 e hospitalizações por SRAG no Brasil: uma comparação até a 12ª semana epidemiológica de 2020**. Cad Saúde Pública 2020; 36:e00070120.

CASTRO, A.P.B., MOREIRA, M.F., BERMEJO, P.H.S., RODRIGUES, W., PRATA, D.N. **Mortality and Years of Potential Life Lost Due to Covid-19 in Brazil**. Int J Environ Res Public Health, 18;18(14):7626, 2021.

CASTRO, M.C., GURZENDA, S., TURRA, C.M., *et al.* **Reduction in life expectancy in Brazil after Covid-19**. *Nat Med* 27, 1629–1635 (2021).

CAVALCANTE, J.R., SANTOS, A.C.C., BREMM, J.M. *et al.* **COVID-19 no Brasil: evolução da epidemia até a semana epidemiológica 20 de 2020**. Epidemiol. serv. saúde; 29(4): e2020376, 2020.

COWGER, T.L., DAVIS, B.A., ETKINS, O.S. *et al.* **Comparison of Weighted and Unweighted Population Data to Assess Inequities in Coronavirus Disease 2019 Deaths by Race/Ethnicity Reported by the US Centers for Disease Control and Prevention**. JAMA Netw Open. 2020;3(7):e2016933.

DUARTE, M.M.S., HASLETT, M.I.C., FREITAS, L.J.A. *et al.* **Descrição dos casos hospitalizados pela COVID-19 em profissionais de saúde nas primeiras nove semanas da pandemia, Brasil, 2020**. Epidemiol. serv. saúde; 29(5):e2020277, 2020.

EYAL, G. **Futures Present: The Pandemic and the Crisis of Expertise. The New School: India China Institute**. 27 de janeiro de 2021. Disponivel em: https://www.indiachinainstitute.org/2021/01/27/futures-present-expertise-crisis/

GREEN, M.S., PEER, V., SCHWARTZ, N., NITZAN, D. **The confounded crude case-fatality rates (CFR) for COVID-19 hide more than they reveal-a comparison of age-specific and age-adjusted CFRs between seven countries**. PLoS One, 21;15(10):e0241031, 2020.

GUEDES, R., DUTRA, G.J., MACHADO, C., PALMA, M.A. **Cad. Saúde Pública**, 39(3): e00077222, 2023.

HILLESHEIM, D., TOMASI, Y.T., FIGUEIRÓ, T.H., PAIVA, K.M. **Síndrome respiratória aguda grave pela Covid-19 em crianças e adolescentes no Brasil: perfil dos óbitos e letalidade hospitalar até a 38ª Semana Epidemiológica de 2020**. Epidemiol. Serv. Saúde, 29(5):e2020644, 2020.

HONG, H, WANG, Y, CHUNG, H.T., CHEN, C.J. Clinical characteristics of novel coronavirus disease 2019 (COVID-19) in newborns, infants and children. **Pediatr Neonatol**, 61:131-2, 2020.

HUANG, G. *et al*. The effect of the Covid-19 pandemic on life expectancy in 27 countries. *Scientific Reports* 13.1 (2023): 8911.

IBGE. **Arranjos populacionais e concentrações urbanas no Brasil.** IBGE, Coordenação de Geografia. - 2. ed. - Rio de Janeiro: IBGE, 2016. e-Book (PDF).

IBGE. **Classificação e caracterização dos espaços rurais e urbanos do Brasil: uma primeira aproximação** / IBGE, Coordenação de Geografia. – Rio de Janeiro, 2017.

JENKS, G.F. The Data Model Concept in Statistical Mapping, **International Yearbook of Cartography** 7:186–190, 1967.

MACIEL, E.L., JABOR, P.M., GONCALVES Jr, E. Estudo da qualidade dos Dados do Painel COVID-19 para crianças, adolescente e jovens, Espírito Santo – Brasil, 2020. **Esc Anna Nery** 2021;25(spe):e20200509

NIQUINI, R.P., LANA, R.M., PACHECO, A.G., *et al*. SRAG pela Covid-19 no Brasil: descrição e comparação de características demográficas e comorbidades com SRAG por influenza e com a população geral. **Cad Saúde Pública,** 2020; 36(7):e00070120.

OUR WORLD IN DATA. **Coronavirus (Covid-19) Deaths, 2023**. Disponivel em https://ourworldindata.org/Covid-deaths.

PARAVIDINO, V.B., SICHIERI, R., GOMES, D.C.K., SILVA, G.A. High discrepancies in the mortality patients with Covid-19 in the two most economically important states in Brazil. **Rev Bras Epidemiol**, 24: E210056, 2021.

SCHLEMPER JUNIOR, B.R. (org). **Covid-19: a guerra da desinformação; o desafio da ciência, bioética e socialização do saber**. Curitiba: Appris, 2022.

SCHWALB, A.; SEAS, C. **The Covid-19 Pandemic in Peru: What Went Wrong?** Am J Trop Med Hyg. 2021 Feb 16;104(4):1176-1178.

SILVA, G.A., JARDIM, B.C., LOTUFO, P.A. **Mortalidade pela Covid-19 padronizada por idade nas capitais das diferentes regiões do Brasil**. Cad Saúde Pública, 37(6), 2021. https://doi.org/10.1590/0102-311X00039221

VEIGA, J.E. **Cidades imaginárias: o Brasil é menos urbano do que se calcula**. 2. ed. Campinas: Autores Associados, 2003.

WERNECK, G.L, BAHIA, L., MOREIRA, J.P.L., SCHEFFER, M. **Mortes evitáveis pela Covid-19 no Brasil**. IDEC, junho/2021. Disponível em: juhttps://www.oxfam.org.br/especiais/mortes-evitaveis-por-Covid-19-no-brasil/

WOOLF, S. H., MASTERS, R. K. & ARON, L. Y. **Effect of the Covid-19 pandemic in 2020 on life expectancy across populations in the USA and other high income countries: simulations of provisional mortality data**. *bmj* 373, n1343 (2021).

# Posfácio

Um trabalho só é finalizado quando seus sucessores já se anunciam. O exaustivo empreendimento de decifrar, estabelecer limites e potencialidades de uma base de dados secundários, não necessariamente fornece respostas automáticas para o que se considera mais relevante. Mas encarar a tarefa de utilizar os dados públicos oficiais tem sido um exercício imprescindível de aproximação entre pesquisadores da área de saúde pública. Sistematizar informações sobre internações, mortalidade e letalidade para municípios brasileiros classificados segundo critérios de magnitude populacional, contiguidade de contextos socioespaciais desvela um mapa brasileiro diferente, no qual territórios desatados da rigidez de demarcações geopolíticas e suas populações interagiram heterogeneamente com a disseminação da Covid-19.

Conhecer mais o país em que se nasceu e vive é obrigatório e fascinante. Da "Gripezinha à Gripe-Zona" deixa muitas pistas para investigações posteriores: maiores taxas de internações não são linearmente correlacionadas com maior mortalidade e letalidade. Ranhuras, áreas quase apagadas e concentrações populacionais não necessariamente correspondem a presença adequada de ações e serviços de saúde. Metáforas gastas desde "gigante adormecido", "Belindia" e mesmo a recente "vazio sanitário", que denotam um "país de contrastes" se afastam de uma realidade talvez ainda mais desafiante e atrasam a formulação de políticas públicas de saúde que sejam simultaneamente micro e macro localizadas.

Mergulhar nos dados e emergir com análises sobre o Brasil suscitou interrogações sobre o "mundo." Antes disso, a consulta às possíveis explicações sobre heterogeneidades intrarregionais em outros países, que como se sabe foram e têm sido publicados acerca de diferenças espaciais na mortalidade por Covid-19 na Itália e nos EUA, forneceram pistas para seguir a trilha da exploração do fenômeno pandemia sob abordagens explicitamente voltadas ao exame de discrepâncias e não homogeneidades.

Contudo, uma apropriação do debate sobre as abissais diferenças nacionais (baseadas nas chaves explicativas sistemas políticos, sistemas de governo) de respostas à pandemia é incontornável. Uma das lições aprendidas: maior renda, maior riqueza, não interpuseram *per si* barreiras sólidas à Covid-19 e não podem ser menosprezadas por países "em desenvolvimento". Uma rota irregular de acúmulo de conhecimentos é, de certo modo, consequência inevitável do fazer pesquisa. Foi esse incontornável ziguezague da investigação que inspirou a publicação de um posfácio, que a princípio mantém pouca conexão com o corpo do trabalho publicado, mas "puxa" novas interrogações.

## O Brasil e a pandemia de Covid-19: "nunca mais"

Continuaremos, sem dúvidas, estudando Covid-19, tanto em decorrência da magnitude de sua disseminação e consequências sociais e econômicas, quanto pela necessidade de compreender a variação das respostas à pandemia. O contraste da efetividade do enfrentamento à infecção, adoecimento e casos graves, entre as democracias liberais ocidentais e os países do Leste Asiático, vem sendo objeto de análises em diversas áreas de conhecimento. Estados Unidos, Reino Unido e Itália e entre outros países denominados de renda média, Peru e Brasil, foram lideranças trágicas nas mortes acumuladas por habitantes por Covid-19. Em contraposição, taxas de mortalidade muito menores foram alcançadas pela China, Vietnam, Nova Zelândia e Japão.

Consequentemente, assertivas peremptórias sobre a capacidade de enfrentamento de ameaças sanitárias por países com democracias consolidadas, maior igualdade social e amplitude efetiva do direito à saúde tornaram-se objeto de interrogação. Em alguns países, a renda alta e os sistemas de saúde universais não funcionaram como barreiras suficientes de contenção da pandemia. Simultaneamente, em nações ricas, com maior desigualdade de renda, riscos diferenciados associados com iniquidades econômicas, sociais, preconceitos e estigmas confirmaram-se como vetores inequívocos para a maior probabilidade de adoecer e morrer. Se por um lado os sistemas de governo mais democráticos exibiram insuficiências nas respostas à pandemia, por outro reafirmou-se a relevância da correlação das desigualdades com a saúde. Portanto, as teses tradicionais sobre a superioridade ilimitada e irrestrita das poliarquias e seus sistemas de proteção social abrangentes requerem exames mais pormenorizados.

O reconhecimento sobre países que foram melhor sucedidos no controle da Covid-19 se estende para a convergência, mas não completa homogeneidade das políticas acionadas. Estratégias de eliminação (isolamento radical) e testes para rastreamento foram cruciais para a proteção da população. Quem está próximo das pesquisas e publicações da saúde constata que não existe uma única explicação sobre sucesso no enfrentamento à Covid-19. O modelo rígido de eliminação adotado pela China não foi o mesmo que assegurou o bom desempenho de Cingapura.

Em paralelo, o exame das experiências fracassadas também sugere interações mais ou menos trágicas. Houve falhas diferentes nas respostas de países considerados similares e, ainda, em nações diferenciadas quanto à estrutura social e ao sistema de saúde. No Peru, país que lidera o ranking do excesso de mortes, houve erros iniciais causados pela sucessão bloqueio, crise financeiro e desemparo de famílias, inclusive daquelas que, ao tentar retornar para o interior em função do desemprego, foram violentamente reprimidas. Posteriormente, o elevado número de óbitos passou a ser determinado pelo sistema de saúde peruano, subfinanciado dotado cuidados primários e hospitais precários, profissionais de saúde mal remunerados e um número muito reduzido de leitos de terapia intensiva (1.656 leitos de UTI para uma população de 33 milhões de pessoas) (Schwalb e Seas, 2021).

Situações similares, mas menos intensas, ocorreram em outros países da América Latina: miséria, diversidade geográfica, moradias em espaços reduzidos e multigeracionais, dificuldades para a aquisição de insumos e equipamentos para a rede assistencial, falta de capacidade para a produção de testes, entre outras, são dificuldades contextuais comuns aos países da região. Portanto, as estratégias de contenção da disseminação da pandemia teriam que, necessariamente, ser adaptadas às realidades objetivas de vida das populações. Iniciativas decalcadas da Europa ou mesmo da Asia não atentaram, por exemplo, para a informalização do trabalho, escassez de água, necessidade de provimento de alimentos e locais adequados para isolamento de casos sintomáticos leves e assintomáticos positivos.

No Brasil, o intervalo de tempo entre a decretação da emergência sanitária no início de janeiro de 2020, os primeiros casos no Brasil em fevereiro e a constatação da transmissão comunitária no final de março, foi desperdiçado com a tóxica mistura de negação do risco, atraso e negligência de medidas como o auxílio emergencial e preparação do sistema de saúde. Aderir ou não ao lema "O Brasil não Pode Parar", do Ex-Presidente Bolsonaro, não se consolidou como uma escolha disponível para quem estava diante de opções de passar fome ou contrair Covid-19. Parte significativa de trabalhadores informais permaneceu circulando em transportes coletivos lotados para assegurar a própria sobrevivência e de seus familiares.

A incapacidade de conter o alastramento da infecção rompeu com as boas tradições de vigilância epidemiológica e com as medidas preventivas e de cuidados aos pacientes desenvolvidas nacionalmente ao longo de décadas. Desde o primeiro semestre de 2020, as taxas de transmissão se mantiveram altas e os números de casos e de óbitos, excepcionalmente elevados. A falta de controle da pandemia no território nacional se cristalizou como padrão constante, levando ao aumento expressivo da transmissão e das mortes. As decisões sobre o controle de portos, aeroportos e fronteiras, funcionamento de atividades econômicas e apoio financeiro a indivíduos e empresas foram incorretas e ambíguas. Faltaram equipamentos de proteção individual para profissionais de saúde, oxímetros e cilindros de oxigênio em unidades de saúde, assim como testes para diagnóstico e rastreamento de casos e contatos. Com a evolução da pandemia, ficaram evidentes as lacunas na oferta de leitos e ventiladores e, ainda que menos divulgada, a carência de profissionais de saúde especializados.

Mesmo a legislação promulgada em fevereiro de 2020, que autorizou o governo a mobilizar recursos existentes e ampliar o orçamento público, foi negligenciada. A capacidade instalada para a produção de insumos, tais como testes e máscaras de maior qualidade e menor custo, e a oferta de serviços de saúde não se readequaram ao desafio de proteger e salvar vidas. A execução do orçamento do Ministério da Saúde para a Covid-19 no ano inicial da pandemia ficou em torno de 60%, apesar da falta de insumos estratégicos, inclusive oxigênio e medicamentos para intubação. As oportunidades para aquisição de vacinas também foram menosprezadas (Werneck *et al*, 2021).

Em 30 de abril de 2020, o Brasil tinha 6.006 mortes, o Reino Unido 26.754 e os EUA 66.231. Um ano depois, em 30 de abril de 2021, o Brasil acumulava 403.781 óbitos e se tornou o país que concentrou, ao lado dos EUA e Índia, o maior número de casos fatais de Covid-19 no mundo. As falhas no enfrentamento da pandemia resultaram em elevada proporção de excesso de mortes. No final de março de 2023, o Brasil contabilizou 19,30% de excesso de mortes, os EUA 13,19% e o Reino Unido 10,07% (Our World In Data, 2023). A péssima resposta brasileira pode ser sintetizada como um somatório de quatro ordens de fatores: 1) minimização da magnitude da pandemia e descrédito nas orientações científicas; 2) adoção de um programa oficial para o "tratamento precoce", enganoso e sem fundamentação científica; 3) políticas insuficientes e intermitentes de auxílio emergencial e para a expansão do sistema de saúde; 4) descontinuidades administrativas no Ministério da Saúde e inação de comitês de crise.

## O que aprendemos

Mais de 700.000 mortes enlutaram e nos convocaram a não repetir erros. Não deixar "isso acontecer de novo" tornou-se um imperativo ético-político. Durante a pandemia, o debate sobre a ocorrência de novas ameaças sanitárias exigentes da tomada de decisões, em circunstâncias de escassez de informações sobre os parâmetros de gravidade e velocidade de disseminação e de escolhas com enormes consequências sociais, ocupou a agenda pública. Como especialistas de diversos campos de conhecimento ainda mantêm posicionamentos divergentes em relação ao equilíbrio entre as estratégias de eliminação e mitigação, as preocupações gravitaram em torno das necessidades de antecipar consensos. Viagens, transportes públicos e atividades públicas não essenciais serão radicalmente interrompidos nos primeiros dias? Escolas serão fechadas? Como organizar o sistema de saúde?

Com a diminuição de casos e, especialmente, de mortes por Covid-19, a ambiciosa determinação coletiva de enfrentar pandemias com estratégias inovadoras e muito mais efetivas encolheu rapidamente. Contudo, o mundo precisa estar preparado para a próxima ameaça sanitária. O que aprendemos com a Covid-19? Por mais assustadora que tenha sido a recente pandemia há cenários ainda mais tenebrosos. Novas cepas de vírus com maior letalidade com o da Influenza H5N1 (gripe aviária), Nipah e Ebola, que não desenvolveram capacidade de se propagar eficientemente por via respiratória entre humanos, recomendam fortemente vigorosos esforços de preparação para outra pandemia.

Os esforços nacionais devem se voltar para:

- buscar a qualidade do ar interno, é preciso ampliar a circulação dos ambientes de ar externo; ventilação, filtros para a melhoria de ar em edifícios, janelas abertas em salas de aula e locais de trabalho e readequação das normas de construção;

- organizar sistemas de informação, o Ministério da Saúde tem responsabilidades nacionais essenciais de preparação e resposta a pandemias; a pandemia revelou dificuldades para a produção e difusão de informações estratégicas para as autoridades políticas e para o público; informações mais rápidas e confiáveis requerem a contratação e retenção de pessoal qualificado e financiamento específico para as vigilâncias nacionais e de secretarias estaduais e municipais de saúde.

- tornar muito mais fácil e rápido o desenvolvimento, a produção e distribuição de testes, para a obtenção de diagnósticos mais precisos e rastreamento; governos das três esferas, laboratórios de pesquisa e indústria devem realizar contratos que possam ser promulgados imediatamente, evitando as tarefas de negociação complexas e desfavoráveis para países de renda baixa e média durante crises sanitárias; a Anvisa precisa revisar trajetórias para aprovação de novos testes, vacinas e medicamentos e o SUS deve estar apto para fornecer orientação diagnóstica e clínica imediata, bem como assegurar cobertura universal para testes;

- ter um estoque adequado de equipamentos de proteção de alta qualidade; uma cadeia de suprimentos que não seja afetada pela dependência de produtos e, portanto, vulnerável às disputas de compradores e sujeita a interrupções; a quantidade de profissionais de saúde da linha de frente dos serviços de saúde e trabalhadores de serviços essenciais devem ser considerados para o suprimento de aventais, luvas e máscaras com alta capacidade de filtração;

- desenvolver, produzir e distribuir vacinas seguras e eficazes com agilidade, exige investimentos governamentais suficientes e permanentes, bem como consórcios e parcerias com instituições públicas e empresas do setor privado para estabelecer processos de pesquisa e desenvolvimento, ensaios clínicos e aprovação em instâncias regulatórias;

- capacitar laboratórios para manejar vírus letais e contagiosos da maneira mais segura possível; estabelecer processos de supervisão governamental;

- financiamento permanente para as instituições envolvidas com a preparação para emergências sanitárias; legislação para a preparação para pandemias e outras ameaças sanitárias;

- apoio às entidades e associações da sociedade civil e comunidades que realizaram e têm potencial para organizar respostas locais efetivas.

## O que precisamos aprender

A pandemia trouxe consigo criatividade, inovação, perseverança, avanços científicos. Mesmo assim, milhões de pessoas morreram e houve retrocessos econômicos e sociais incomensuráveis. Esforços para evitar que eventos acidentais ou deliberados nos inícios de grandes epidemias e pandemias incluem, entre outras iniciativas, efetiva capacidade para atribuir um novo patógeno à sua origem e acurado escrutínio e supervisão da prática de extração de vírus de ecossistemas remotos que podem ter potencial pandêmico.

Desafios que podem surgir novamente sem aviso prévio demandam ainda dedicação ao exame da dinâmica da pandemia. Entre as tarefas para monitorar ameaças de infeções pessoa a pessoa, incluem-se, desde aquelas menos controversas como detalhado conhecimento das condições de vida e trabalho das populações, até o polêmico rastreamento de contatos digital, que se mostrou simultaneamente uma ferramenta potencial e temida de controle sobre a vida das pessoas.

As tensões e divergências devem ser encaradas como subsídios ao aprimoramento do conhecimento. As respostas de parte das democracias ocidentais contrapostas às de países orientais, explicadas exclusivamente pela chave do autoritarismo, são reducionistas e ideologizadas. Para Gil Eyal (2021), as discrepâncias se concentram em torno de uma crise das denominadas ciências regulatórias, especialmente entre as alternativas de "tornar o passado presente" ou "tornar o futuro presente". Ou seja, países que adotaram estratégias de eliminação evitando a disseminação ou aqueles cujas políticas foram baseadas no "achatamento das curvas".

No Brasil, o debate entre eliminação e mitigação foi, desde o início da pandemia, completamente obscurecido pela densa sombra de um negacionismo singular (mistura de fortes doses eugenismo e apropriação de crenças populares baseadas em práticas terapêuticas com medicamentos "fortes" e adesão de médicos, com amplo acesso as informações científicas, que estenderam suas convicções político-eleitorais às recomendações originadas no governo de extrema-direita). Portanto, será necessário trazer, com o devido rigor, ambas as alternativas para o proscênio de novas ameaças sanitárias. É plausível supor que a preparação para possíveis novas pandemias exigirá uma combinação de estratégias de eliminação e mitigação diferenciadas ao longo do tempo e em distintos contextos territoriais, que, por sua vez, demandam conjugar políticas de apoio à renda, trabalho e continuidade da educação qualificada.

Roteiro de baixo teor científico e o elenco de personagens que afirmaram "conhecer o vírus" passaram a protagonizar o anúncio de profecias e, mesmo as possíveis cuidadosas previsões baseadas em modelagens com resultados completamente distintos, não contribuiu para evitar doenças e mortes. Critérios efetivamente sanitários acerca do que são atividades econômicas essenciais não foram considerados: fechamento de portos e aeroporto e restrição da circulação de transportes inter-regionais, mesmo entre cidades e bairros, ocorreram tardia e irregularmente. A organização de comitês científicos também seguiu um script moroso e, em alguns casos, atravessado pelas preferências pessoais de governantes do Poder Executivo. Ainda assim, em muitos casos, os conselhos científicos tiveram que brigar pela escala de personagens protagonistas.

Rarefação de testes para rastreamento, interrupções de investigações em curso que buscavam dimensionar o espalhamento da pandemia no país e ataques a estudos que demonstraram a ineficácia da hidroxicloroquina para o tratamento e a prevenção da Covid-19 e, sobretudo, a inapetência para estimular pesquisas nacionais compuseram um cenário marcado pela renúncia a ações que poderiam gerar políticas de proteção à vida efetivas. Em meio à navegação às cegas em uma emergência sanitária e suas trágicas dimensões, esforços pontuais para responder à pandemia originados por centros e instituições de pesquisa foram meritórios e permitiram aproximações parciais ao espalhamento da Covid-19.

Entre as iniciativas científicas que subsidiaram proposições políticas, destacaram-se a organização de bancos de dados e divulgação sistemática de informações sobre internações e óbitos e testagem de grupos populacionais específicos, que se tornaram parâmetros mínimos de monitoramento para a área acadêmica e, pouco a pouco, passaram a subsidiar o noticiário da mídia. Contudo, influenciadores (com tendência a emitir juízos "lacradores") de diferentes áreas do conhecimento disputaram com instituições de pesquisa, certezas mais ou menos baseadas em evidências científicas e palpites.

Reticências científicas, melhores experiências históricas e o intercâmbio cotidiano com pesquisadores internacionais ficaram nos bastidores da pungente cena de milhares de mortes. Quando as disputas entre respeitados especialistas, especialmente sobre reabertura ou não de escolas chegaram no Brasil, não havia evidências locais sobre as consequências da volta de milhões de crianças às salas de aula e as divergências amparadas em referências internacionais em torno do tema jogaram lenha na fogueira das discórdias polarizadas. A adoção de critério único - leitos vagos - para liberar o funcionamento de atividades econômicas pela maioria dos governadores e prefeitos explicitou a opção desastrada pelo abandono de barreiras à infecção e adoecimento.

A atmosfera carregada de brigas entre bons e maus, laicos e religiosos, racionais e irracionais, cientistas e anticientistas impediu que o país recuperasse experiências de trabalhos comunitários, que viabilizaram políticas de controle de doenças bem-sucedidas como AIDS, e ignorasse as ações da Nova Zelândia de inclusão dos Maoris nas decisões sobre as políticas de enfrentamento da Covid-19. As populações indígenas, quilombolas, pessoas com deficiências, bem como moradores de favelas e periferias, permaneceram expostos ao vírus, não tiveram acesso tempestivo às máscaras de boa qualidade e testes. Um contraste abissal com o isolamento de ricos e classes médias. Em meio à polarização político-ideológica, conhecimentos e saberes populares, confundidos como meras "feitiçarias," não foram mobilizados para a prevenção.

Mesmo a aquisição de vacinas e o início da vacinação estiveram submetidas ao sabor de improvisos e tensões políticas, particularmente entre o então governador de São Paulo, João Doria, e o governo federal. Processos de negligência relativos à compra de imunizantes e denúncias de corrupção envolvendo a tentativa de importação de uma vacina sem registro foram exaustivamente discutidos durante a CPI da Covid-19 no Senado. A definição de grupos prioritários para o início da vacinação, sem adequação às necessidades e singularidades do país, e, o "vai e volta" da oferta de doses nos postos de saúde retardou a proteção aos grupos populacionais mais expostos.

Planejamento, coordenação, definição de responsabilidades e atribuições estiveram praticamente ausentes durante o enfrentamento da pandemia de Covid-19 no país. A dura experiência de "apagão" é um legado incontornável, exige compromissos e ações concretas para a superação radical da indiferença com o sofrimento e dor.

## Valores e Princípios da Saúde Pública

A declaração sobre o final da emergência de saúde pública pela Covid-19 pela Organização Mundial de Saúde em maio de 2023, reaqueceu as discussões sobre valores e princípios da saúde. Desde o seu surto no final de 2019, a pandemia representou a maior crise de saúde pública do novo milênio. Em agosto de 2022, a Covid-19 havia se espalhado para quase todos os países e territórios do mundo. Até julho de 2023, a Covid-19 infectou cerca de 768 milhões de pessoas e causou quase sete milhões de mortes (Our World In Data, 2023). Considerando a testagem insuficiente e a subnotificação de casos e mortes em muitos países, é plausível supor que o número real de mortes por Covid-19 ainda esteja subestimado. Além disso, as inconsistências nos sistemas de saúde pública na definição e classificação das mortes por Covid-19 e os efeitos indiretos da pandemia em outras causas de morte dificultam a estimativa precisa do número de mortes da pandemia.

A compreensão sobre os efeitos da pandemia na mortalidade é vital e remete à necessidade de pesquisar mais extensa e profundamente as características e padrões relevantes de mortalidade e adoecimento, bem como as consequências das estratégias de enfrentamento de ameaças biológicas para as populações. Estudos ainda circunscritos aos anos 2019 e 2020 constataram que a pandemia elevou a mortalidade e reduziu a expectativa de vida entre 2019 e 2020 ou entre 2018 e 2020 em muitos países, principalmente na Europa e nas Américas (Woolf *et al*, 2021; Arolas *et al*, 2021). Constataram também que a diminuição da expectativa de vida variou de acordo com sexo e raça, sendo desproporcionalmente maior entre os homens e em grupos raciais minoritários (Andrasfay e Goldman, 2021).

Mesmo em países desenvolvidos, nos quais os patamares de mortalidade haviam atingido níveis muito baixos, a pandemia foi responsável por mudanças nas tendências de aumento na expectativa de vida. Entre 2019 e 2020 as perdas na expectativa de vida, aos 15 anos de idade, de países da comunidade europeia e Reino Unido foram maiores nos EUA (– 2,33 anos), Bulgária (– 1,96 anos), Polonia (– 1,76 anos) e Espanha (– 1,55 anos). Em sentido oposto, a Austrália ainda registrou um ligeiro aumento na expectativa de vida aos quinze anos em 2020 (+ 0,27 anos). Japão, Dinamarca e Noruega praticamente mantiveram padrões anteriores na expectativa de vida (Huang *et al,* 2023).

Castro *et al.* (2021) estimaram uma perda de 1,31 anos na expectativa de vida ao nascer no Brasil entre 2019 e 2020 e que a recuperação aos níveis pré-pandêmicos não seria rápida. Entre os condicionantes da preservação da queda da expectativa de vida foram elencados: o número elevado de óbitos por Covid-19 e velocidade lenta da vacinação no início de 2021 e circulação de variantes; redução das coberturas vacinais em crianças, interrupções e descontinuidades de ações de serviços de atenção primária, inclusive diagnósticos de câncer, tratamentos para tuberculose e AIDS, redução de atividade física, adiamento de consultas médicas, Covid longa. A pressão adicional àquela acumulada de demanda por serviços de saúde tem potencial para influenciar futuros padrões de aumento da mortalidade.

Métricas de preservação das curvas de longevidade têm sido associadas a princípios e valores da saúde pública, que, por sua vez, embasaram estratégias de eliminação ou mitigação da disseminação do Covid-19. O princípio de precaução foi crucial para sustentar a opção pela eliminação em países como a Nova Zelândia, no qual o retorno das atividades econômicas foi célere e deixou como legado para o sistema de saúde maior equidade no atendimento aos povos indígenas. Em segundo lugar, a compreensão acerca da pandemia e na comunicação ao público como ameaça compartilhada mostrou-se mais efetiva para a proteção da saúde do que a gerada pela noção "aprender a conviver com a Covid-19". Celebrar os benefícios da resposta coletiva propiciou resultados mais favoráveis do que a atribuição excessiva de responsabilidade a indivíduos e grupos vulneráveis para gerenciar seus riscos.

Transparência e consenso político mostraram-se importantes. Países que conseguiram realizar acordos multipartidários lograram ampliar e qualificar suas infraestruturas de saúde pública, incluindo: sistemas para gerenciamento de fronteiras e quarentena; registros de imunização e mandatos/passaportes de vacinas, sistemas nacionais de gerenciamento de casos e contatos; estruturas para monitorar o distanciamento físico e o uso de máscaras; vigilância epidemiológica, sanitária e genômica e expansão de prestadores de serviços qualificados.

As escolhas estratégicas para o enfrentamento de doenças infecciosas com potencial pandêmico admitiram diversas abordagens e seguem sendo debatidas. A opção pela eliminação atrasa a propagação e concede tempo para o desenvolvimento de intervenções eficazes (vacinas e antimicrobianos). A estratégia de eliminação, *lockdown* por curto período de tempo, compartilhada por países da região Ásia-Pacífico obteve melhores resultados econômicos, menor mortalidade e menos pressão sobre serviços de saúde do que os obtidos pela maioria dos países europeus de alta renda. Os "bloqueios", que integram o portifólio das respostas baseadas na mitigação, adotados por vários países entre os quais o Brasil, exigiram repetições e extensões de tempo. A manutenção da circulação do agente infeccioso provocou novas ondas de casos quando os controles foram afrouxados.

Possivelmente, a maior lição da pandemia de Covid-19 é necessidade de um sistema coerente e consistente para monitorar e gerenciar novas doenças infecciosas. As avaliações sobre o desempenho na pandemia e acerca das estratégias que asseguram melhores respostas permitem recomendar abordagens mais ou menos eficazes para o enfrentamento global, regional e local e embasar mudanças ao longo do tempo, na medida em que informações sinalizem novas estratégias e intervenções farmacológicas sejam disponíveis.

Nos últimos anos, em todos os países, em todos os continentes, políticos, formuladores de políticas e cientistas sérios tentaram fazer a 'coisa certa' diante da Covid -19 – e, muitas vezes, falharam. Impossível desprezar fundamentos filosóficos: privar as pessoas de sua liberdade ou não? Ditar comportamentos pessoais ou não? Proteger a vida ou a economia? O que deve ser feito em função do que sabemos? As respostas a essas perguntas foram diferentes, embora quase sempre amparadas na ideia de proteção da vida. Mas a vida de quem? Muitos boatos ainda não foram devidamente retirados do debate entre os quais a noção errônea de que políticos "obedeceram" ou não a ciência, quando na realidade as decisões governamentais inexoravelmente envolvem valores.

Possivelmente, as decisões adotadas pelos governos não serão consideradas igualmente válidas. Houve escolhas definitivamente erradas, moralmente erradas, como a recomendação de intervenções, baseadas exclusivamente na opinião de alguns, como o uso de medicamentos comprovadamente ineficazes. O relativismo incondicional – o que foi adequado em um determinado lugar não seria em outro – tampouco conferirá sustentação para a defesa de opções que tenham custado mortes em excesso. Analogias espúrias entre eventos pandêmicos e guerras, decisões de liberação de atividades sob alegação de salvar a economia serão devidamente sopesadas. Há um longo caminho a percorrer a partir dos rastros da pandemia, cientistas e políticos continuarão a ser avaliados. Em escrutínios futuros, recomendações e decisões que tenham sido coerentes com o conhecimento disponível e justificáveis eticamente obterão, provavelmente, maior aprovação.

# Índice Remissivo

**Obs.**: números em **negrito** indicam quadros e tabelas; números em *itálico* indicam figuras.

## A

Adultos "maduros", pandemia nos, 74

Aglomerados Urbanos brasileiros, 9

Agregação(ões), 5
  municipais, 9
  para análises e sínteses, 7
  populacional, 5

Ambiente urbano, 8

Análise de *Cluster*, 45

Área urbana, 8

## C

Casos graves de Covid-19, letalidade dos, 87

Classificação final
  frequências conjuntas de algumas combinações ou seleções do campo, **25**
  frequências originais da base de dados do SIVEP-Gripe de 19/04/2021, **22**

Coronavírus, preferências do, hipóteses, 51

Covid-19
  casos graves no Brail em 2020, 29
  indicadores de internação e mortalidade pela, 2
  internações nas cidades brasileiras pela, 40
  óbitos acumulados por data de notificação, *2*
  sub-registro dos casos graves de Covid-19, 30

CPFs cancelados, 109

## D

Diabetes, 37
  condições dos casos de Covid-19, 38

Distribuição
  dos casos de Covid-19 por cor/raça, 37
  dos casos pela natureza da unidade de saúde de notificação  e por diabetes e obesidade, 37
  populacional no Brasil, hetrogeneidade da, 7

## E

Estatísticas descritivas
  da taxa de internação por 100.000 habitantes por Covid-19 + SRAG não especificada, **41**

das letalidades apenas pela Covid-19
confirmada por tipologia de
agregação dos municípios, **102**
das letalidades (%) dos casos
graves de Covid-19 + SRAG não
especifica, **91**
das letalidades pela Covid-19
+ SRAG não especificada por
tipologia de agregação dos
municípios, **100**
das taxas  de internação para os
casos confirmados de Covid-19 por
100.000 habitantes por tipologia
de agregação dos municípios, **57**
das taxas  de internação por
Covid-19 +SRAG não especificada
por 100.000 habitantes por
tipologia de agregação dos
municípios, **54**
das taxas de mortalidade
prematura pela Covid-19 + SRAG
não especificada por 100.000
habitantes por tipologia de
agregação dos municípios, **85**
das taxas de mortalidade geral pela
Covid-19 + SRAG não especificada
por 100.000 habitantes por tipologia
de agregação dos municípios, **83**
das taxas de mortalidade geral pela
Covid-19 + SRAG não especificada
por 100.000 habitantes por
tipologia de agregação dos
municípios, 83
de internação por 100.000
habitantes por casos confirmados
de Covid-19, **41**
de internação por 100.000
habitantes por Covid-19 + SRAG
não especificada, **41**
do percentual de idosos por
tipologia de agregação dos
municípios, **17**

do percentual de sub-registro dos
óbitos por Covid-19, **63**
Estatísticas falaciosas, 107
Evolução
frequências conjuntas de algumas
combinações ou seleções do
campo, **25**
frequências originais da base
de dados do SIVEP-Gripe de
19/04/2021, **22**

## F

Fenômeno da conurbação, 5

## G

Gripezinha, 1, 109
Gripe-zona, 47

## H

Hospitalização
frequências conjuntas de algumas
combinações ou seleções do
campo, **25**
frequências originais da base
de dados do SIVEP-Gripe de
19/04/2021, **22**

## I

Idoso(s)
pandemia nos, 74
percentual por tipologia de
agregação dos municípios, 18

Indicadores de saúde de interesse, 8, 6

Internação
  pela Covid-19 nas cidades
    brasileiras, 40
  por 100.000 habitantes por
    Covid-19, estatísticas descritivas
    da taxa de, **41**
  por Covid-19 + SRAG não
    especificada por 100.000
    habitantes, taxas de, **42**

## K

*K-means*, 45
  categorizações obtidas pelo, 49

## L

Letalidade
  apenas por Covid-19 confirmada
    por tipologia de agregação dos
    municípios, 103
  casos graves apenas pela Covid-19
    confirmada por tipologia de
    agregação dos municípios, **101**
  casos graves de Covid-19 + SRAG
    não especificada, *93*
  casos graves de Covid-19, 87
  casos graves por Covid-19 + SRAG
    não especificada por tipologia de
    agregação dos municípios, **99**
  casos graves por Covid-19 + SRAG
    não especificada, segundo as
    Unidades da Federação, *97*
  casos graves por Covid-19 +SRAG
    não especificado, listagens
    ordenadas dos 20 municípios
    grandes com maiores, **94**

casos graves por Covid-19
  confirmada dos municípios
  brasileiros segundo as Unidades
  da Federação, *96*
casos graves por Covid-19
  confirmada, segundo as Unidades
  da Federação, *98*
entre os casos graves de Covid-19 e
  SRAG não especificada segundo
  algumas características
    assistenciais e clínicas, **90**
  algumas características, **89**
pela Covid-19 + SRAG não
  especificada por tipologia de
  agregação dos municípios, *100*

## M

Mapa do Brasil com as taxas de
  internação para todos os casos de
  Covid-19, 49, *50*

Método
  das quebras naturais de Jenks, 46
  k-means, 45

*Missing data*, 32

Mortes evitáveis, 18

Município(s)
  brasileiros com mais suspeições
    sobre o sub-registro de casos
    graves, **48**
  brasileiros segundo categorizações
    das taxas de internação por
    Covid-19, **47**
  grande, 8
  médio, 8
  pequeno, 8

## N

Natural breaks, 46

Número ideal de grupos a serem formados, **46**

## O

Obesidade, 37
condições dos casos de Covid-19, 38

Óbitos por Influenza no Brasil no período de 2010 a 2019 por ano e CID-10, **23**

Outliers, 55

## P

Pandemia pela Covid-19
bases potenciais para se estudar a, 3
gravidade pela, 1

Perda
de dados, 32
de uma variável, 35

Pesquisa Nacional de Saúde, 10

## Q

Quantitativos
de idosos por tipologia de agregação dos municípios, **15-16**
de municípios e população dentre os 176 municípios brasileiros com as maiores taxas de mortalidade e prematura por Covid-19, **75**
de municípios e população, segundo a tipologia de agregação do município, **12**
de municípios e população, segundo a tipologia de agregação domunicípio para cada Unidade da Federação, **13-14**
de municípios e populações que mais demandaram internação pela pandeia, 49
de municípios e populações, segundo o tamanho do município e agregação à Região Metropolita ou Região Integrada de Desenvolvimento, **11**

## R

Registro civil, 3

RIDE (Regiões de Desenvolvimento Integrado), 8

## S

SIM (Sistema deInformação sobre Mortalidade), 3

Síndrome Respiratória Aguda
óbitos por, 3
por Covid -19
e não especificada por algumas condições assistenciais e clínicas segundo a classificação final do caso, **38**
grave, a base de dados de, 21
hospitalizações ou óbitos por, **31**
e não especificada por algumas características segundo a classificação final do caso, **33**
segundo a classificação final do caso, **31**

Sistema de Informação sobre Mortalidade, 3

SIVEP-Gripe, 3
Sub-registro
  de casos graves por Covid-19, 30, 32
    percentuais de, *58*
  de internados casos graves de
    Covid-19, **41**
  de internações por Covid-19,
    percentuais de, *52*
  de óbitos por Covid-19, segundo
    as Unidades da Federação,
    percentuais, *80*
  dos casos de Covid-19
    nas internações e nos óbitos nos
      326 municípios grandes
      diagrama de dispersão dos
        percentuais, *68*
      percenuais de, *67*
  dos óbitos por Covid-19, estatísticas
    descritivas do percentual de, **63**

**U**

Urbano, 8

**V**

Variável(is)
  com *missing*, **34**
  cor/raça, **34**
  escolaidade, **34**
Vigilância Epidemiológica da Gripe, 3